〝隠れ酸欠〟から体を守る横隔膜ほぐし

——呼吸が深くなると免疫力は上がる——

京谷達矢

青春新書
PLAYBOOKS

はじめに――横隔膜をほぐせば、呼吸と体が一気に変わる

「最近、なんだか疲れやすい」

「肩こりがひどく、もんでもほぐしても治らない」

「頭痛が続いて、毎日つらい……」

こんな症状に悩む方々の体の中で、共通して起きていることがあります。

それが「隠れ酸欠」です。

ストレスにさらされつづけたり、悪い姿勢のまま長時間過ごしたりすると、私たちの呼吸は浅い状態が続きます。浅い呼吸が慢性的に続き、それが「いつもの呼吸」になってしまうと、体にとりこむ酸素の量も減っていきます。**その結果、気づかないうちに、体の中で酸素不足が進むのです。**

新型コロナウイルス感染症が世界中で猛威をふるう中、人々は日々ストレスにさらされています。また、感染予防のためにマスクをしていると、酸素の摂取量が減ってしまいます。

今は多くの人にとって、隠れ酸欠が進行しやすい状況なのです。

それにしても酸素不足になれば、自分で気づきそうなものだ……と、思われるかもしれません。しかし、呼吸が浅くなることも、それによる酸素不足も、少しずつ進み、そして私たちの体はその状態に徐々に慣れていくので、なかなか気づきづらいのです。

酸素不足におちいると、心身にはさまざまな不調や不具合が現れます。

酸素は60兆個ある全身の細胞のエネルギー源。そのエネルギー源が不足すれば、内臓や筋肉や脳、血管や骨など体のあらゆる組織や器官の機能が低下するからです。**冒頭の不調の他にも、風邪をひきやすい、寝つきが悪い、食欲がわかない、**

便秘や下痢に悩まされる、めまいがする、やる気が起きない、といった不調がある場合、それは体の中で起きている酸素不足が原因のことが多いのです。

さらに、酸素不足は「免疫力」も下げることがわかっています。

免疫機能を担っている免疫細胞も、酸素というエネルギー源が不足すれば、その力を十分に発揮できません。

免疫力が弱まれば、風邪やインフルエンザなど、あらゆる病気の原因となりますし、新型コロナウイルス感染症にもかかりやすくなるといえるでしょう。

この酸素不足を解消するための大きなポイントが、「横隔膜」という筋肉にあります。

肺は自力では動けないことをご存じでしょうか。肺は呼吸筋とよばれるいくつかの筋肉に助けられて動いています。呼吸筋の中でも大きな役割を果たしているのが、肺の下にある横隔膜です。横隔膜が上下に動くことで、私たちは、肺で空気を吸ったり、吐いたりできるのです。

浅い呼吸が続くと、十分に上下運動できない、つまり、しっかり使われない横隔膜はどんどん硬く縮んでいきます。さらに、横隔膜はストレスや加齢、悪い姿勢によっても硬くなります。これらが重なって起こると、横隔膜の硬化に拍車がかかり、体はますます深い呼吸ができなくなります。無意識の呼吸がどんどん浅くなると、体にとりこめる酸素の量が減り、隠れ酸欠におちいるのです。

この悪循環を断ち切るには、硬く縮んだ横隔膜をやわらかくほぐすことが欠かせません。**横隔膜がやわらかくほぐされれば、自然と深い呼吸ができるようになっていきます。**

そこで私が考案したのが、本書で紹介する「横隔膜ほぐし」というエクササイズです。横隔膜の上に手を置き、腹式呼吸をおこないながらポイントをプッシュする――。たったそれだけの簡単なエクササイズですが、横隔膜をやわらかくほぐすことができ、日々の呼吸を深いものに変える効果があります。

これまで20年間で、6万人以上の方々に試していただき、中には、毎日続けることで、長年のめまいが治った方、ぜんそくの発作が消えた方、しぶとい頭痛が消えた方もいます。

この横隔膜ほぐしは、アメリカのカイロプラクティック界の第一人者、ジョージ・グッドハート博士のアプライド・キネシオロジー（応用運動機能治療学）と、吉田勧持先生が提唱した構造医学の理論、さらには、武道、合気道、古武術など日本の伝統と和の文化をもとに、私自身の20年におよぶ治療家としての臨床経験と現場での学びから生まれたものです。

実は、横隔膜ほぐしの効果は、呼吸を深くしてとりこめる酸素の量を増やすだけにとどまりません。**おなかの圧力である「腹圧」を高めることもできます。こ**

の結果、体の歪みが改善され、体幹で骨盤や背骨をしっかりと支えられるようになるのです。

体の歪みが消え、体幹がしっかりすれば、肩こり・腰痛・膝痛、そして姿勢が改善されていきます。横隔膜ほぐしを続けた方の中には、長年の膝痛を克服した方もいるのです。

また、横隔膜ほぐしは「心の安定」にも効きます。

おなかに手を当てて、深い呼吸をくりかえしていくうちに、緊張や不安が少しずつほぐれていき、脳波までリラックス状態に変わっていくのです。

今、コロナ禍の中で、ときに不安に押しつぶされそうになることもあるでしょう。ニュースを見聞きするたびに、神経がピリピリしている方もいるかもしれません。そんなときは、いったんテレビなどを消して、横隔膜ほぐしをやってみてください。全身がポカポカと温かくなり、心も少しずつなごんでいくはずです。

深い呼吸を可能にし、隠れ酸欠を解消できる横隔膜ほぐし。

横隔膜ほぐしを続ければ、酸素がたっぷりとめぐる体になり、細胞の1つひとつがイキイキしてくるはずです。するど、免疫力が高まり、新型コロナの感染リスクもダウンするでしょう。しつこい不調が消えるのはもちろん、体が軽くなり、毎日をより活動的に、健やかに過ごすこともできるはずです。

元気に長生きしたい、ストレスや不安を和らげたい、長年の不調を改善したい、新型コロナウイルス感染症を寄せつけない免疫力を身につけたい……。本書がそう願っている方々の一助となれば、これ以上のしあわせはありません。

〝隠れ酸欠〟から体を守る横隔膜ほぐし　目次

第1章

「隠れ酸欠」が、つらい不調の原因だった

第2章

やわらかな横隔膜が、免疫力を上げる

第3章 実践！ 横隔膜ほぐし

第4章 転ばない、疲れない！ やわらかな横隔膜が動ける体もつくる

第5章

横隔膜ほぐしが、あなたの「心」もやわらかくする

第6章

病気に負けない強い体と心を手に入れる習慣

編集協力…横田緑
本文イラスト…伊藤美樹
本文デザイン…青木佐和子
本文ＤＴＰ…キャップス

第1章

「隠れ酸欠」が、つらい不調の原因だった

マスク、ストレス……新型コロナの影響で「隠れ酸欠」が増えている

新型コロナウイルス感染症の流行は、2020年6月現在、いまだ終息していません。

疲れやすい、目がかすむ、頭痛がする、朝起きるのがつらい、動悸《どうき》がする……。最近、このような症状に悩まされていませんか? それらは、体の「酸素不足」が原因かもしれません。

コロナ禍で、私たちは長期間にわたって強い精神的ストレスにさらされつづけています。ストレスがあると、私たちはストレスから身を守ろうと無意識に背中を丸めることが多くなりますし、また、自律神経のうちの「交感神経」も優位に働きます。交感神経が優位になると呼吸が浅くなるので、酸素を十分にとりこめ

なくなり、全身が軽い酸素不足におちいってしまうのです。

実際、私の知り合いのクリニックでも新型コロナの流行以降、患者さんたちの採血をすると、その多くが以前の血液よりも黒ずんでいるようになったそうです。血液中のヘモグロビンは酸素と結びついて鮮やかな赤色になります。血液が黒ずんでいるのはおそらく、ヘモグロビンと結びつく酸素が減っているためでしょう。

酸素は生命維持のためのエネルギー源です。エネルギー源である酸素が、全身のそこかしこで不足すれば、内臓をはじめあらゆる組織や器官の機能が低下するので、当然、さまざまな不調や不具合が現れます。

しかも、怖いことに、この酸素不足は免疫力をも低下させます。酸素不足によって免疫細胞の働きが弱まって、免疫機能全体が弱体化してしまうのです。

そして、さらに怖いことがあります。ほとんどの場合、酸素不足状態にある本人に、その自覚がないことです。

酸素不足の状態にあるにもかかわらず、それに気づいていない、つまり、「隠れ酸欠」の人が多くいます。

ストレスなどによる隠れ酸欠では、酸素の摂取量の減少は毎日、少しずつ進行します。そのため、気づくのがとてもむずかしいのです。

さらに、新型コロナの流行で、今は多くの方がマスクをしています。マスクで鼻と口をおおっていると、酸素の摂取量が減ってしまいます。新型コロナによる不安というストレスが体の酸素不足を引きおこし、マスクの着用が酸素不足をいっそう悪化させているのです。それも気づかないうちに……。

マスクが、隠れ酸欠の状態に追い打ちをかけているといえるでしょう。

隠れ酸欠が、免疫力まで低下させる！

新型コロナウイルスをはじめとするさまざまな病気にかからないために、今、私たちがもっともほしいのは強い免疫力です。ところが、ストレスとマスクの挟み撃ちによって隠れ酸欠状態が増幅され、そのことによって肝心の免疫力が低下しかねません。

このようなお話をしていると、気分が沈んでしまわれるかもしれませんね。でも、安心してください。

実は、知らないうちに進行する隠れ酸欠を解消する手立てが、それも、きわめて有効な手立てがあります。それが、本書で紹介する横隔膜をやわらかく整える「横隔膜ほぐし」というエクササイズです。

横隔膜は呼吸を助ける筋肉です。横隔膜が上下に動くことで肺を動かし、そのおかげで私たちは空気を吸うことができます。

ところが、横隔膜は実に繊細で、ストレスや悪い姿勢、加齢などの影響によって硬くなってしまい、動きが悪くなるのです。そうなると、肺も十分に動きません。その結果、呼吸が浅くなり、十分に酸素をとりいれられない状態におちいってしまうのです。

横隔膜ほぐしでは、硬くなった横隔膜にアプローチしながら、ゆったりとした深い腹式呼吸をくりかえします。

詳しくは第3章にゆずりますが、この横隔膜ほぐしをすると、その場で、不安やストレスが和らいでいきますし、マスクの着用で減ってしまった酸素を補うこともできます。また、毎日続けることで、横隔膜は柔軟さを少しずつとりもどしていき、ついには自然に深い呼吸ができる体になります。つまり、隠れ酸欠状態が解消できるのです。

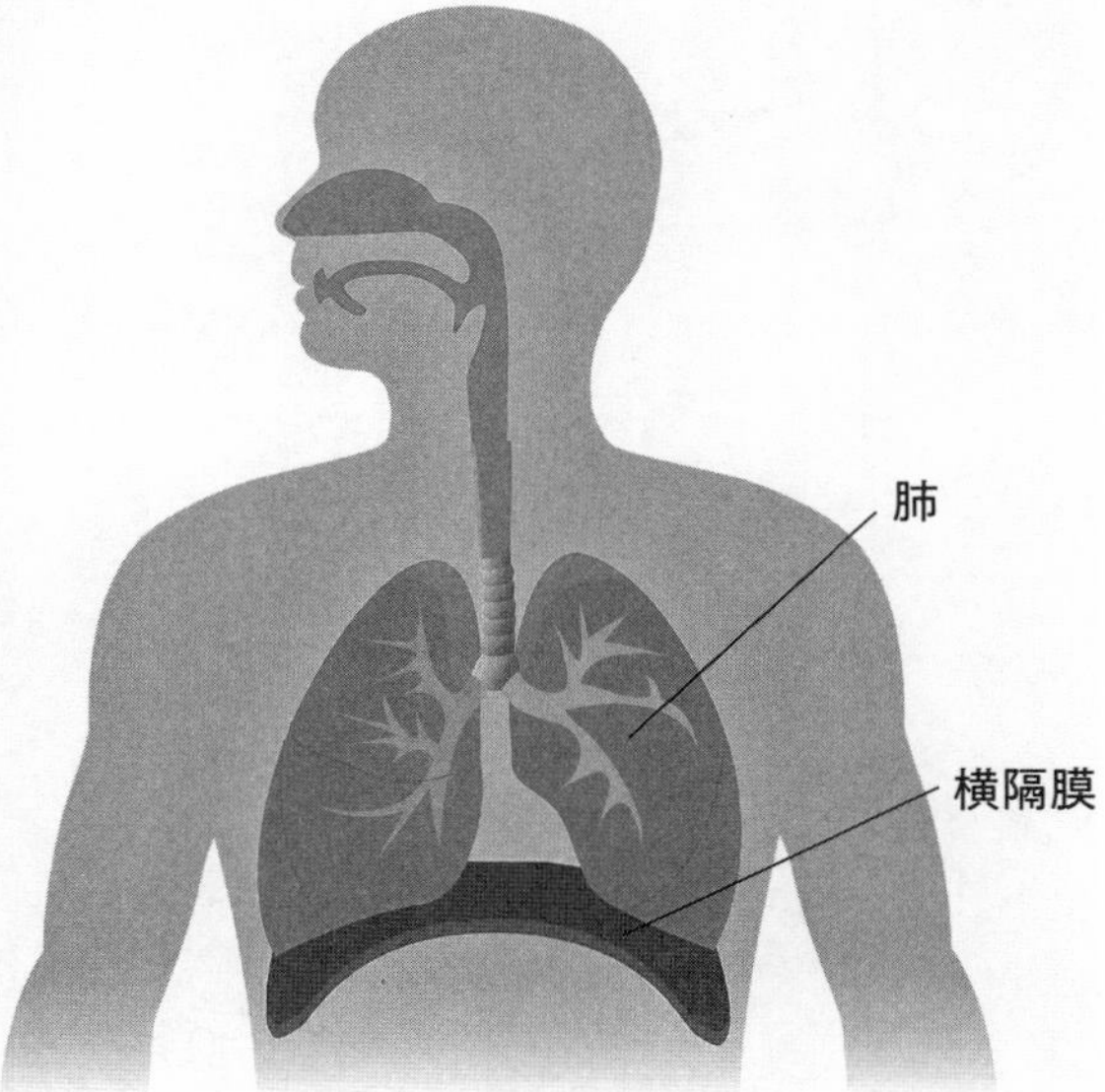

隠れ酸欠が解消できれば、大量の酸素をとりこんで、全身のすみずみにたっぷりと酸素を送りこめます。そうなれば、原因不明の体調不良も遅かれ早かれ消えるでしょう。

もちろん、酸素を十分にとりこめるようになった暁《あかつき》には、免疫細胞たちが活性化して、免疫力が大いに高まることはいうまでもありません。

すなわち、新型コロナなどの

感染症に感染しづらくなり、万一、感染しても高い免疫力によって軽症で終わる可能性も高くなります。

新型コロナウイルスに関しては、2020年6月の現時点で、有効だとされる治療薬も少しずつ出てきています。いずれワクチンも開発されるでしょう。それらは新型コロナから私たちの体を守り、助けてくれるかもしれませんが、**最後にものをいうのは自分自身が持っている免疫力です。それがなくては、いかにすぐれた薬を投与されても、新型コロナに打ち勝つことはできないでしょう。**

どんなときでも、最終的に自分の体を守り、治していくのは免疫力や自然治癒力なのです。

横隔膜ほぐしはコロナ禍の今こそ、おすすめしたいエクササイズ。横隔膜をやわらかく整えつつ、酸素不足から一日も早く脱出し、免疫力を高めましょう。

隠れ酸欠解消のカギを握る「横隔膜」とは

多くの人は自分でも気づかないうちに、酸素不足におちいっています。この状況を解消するためには、横隔膜をやわらかくほぐすことが欠かせません。

そして、これは、何もコロナ禍に限ったことではありません。**元気に長生きしたいと願っているのであれば、横隔膜をやわらかくし、深い呼吸をすることは非常に重要です**。

たとえば、年をとると、あちこちにガタがきます。少し遠出しただけで翌日はぐったりしてしまう、若い頃にはなかっためまいや耳鳴り、頻尿や尿もれに悩まされる、すぐに風邪をひく、夜中に何度も目がさめる、ふらつく、頭痛がする、便秘が続く……。

加齢にともない、このようなさまざまな不調や不具合、変調に見舞われるようになりますが、それらに共通する根本的な原因は「硬くなり、動きづらくなった横隔膜にある」といっても過言ではありません。

そして、この根本原因をとりのぞくには、硬くなった横隔膜をやわらかくほぐすことしかないのです。

ここではまず、その不具合があらゆる病気の大元になりかねない横隔膜とは、いったい「何者」なのか、どのような器官で、どのあたりにあるのかについてお話ししましょう——。

「膜」という文字が入ってはいますが、横隔膜はれっきとした筋肉です。胸部と腹部との境をなす「仕切り」の役割をしています。

胸骨の剣状突起から始まり、肋骨《ろっこつ》の下5本の内側に付着して背中側の腰椎近くまで続き、膜状になっていて、形は丸天井のようなドーム型をしています。

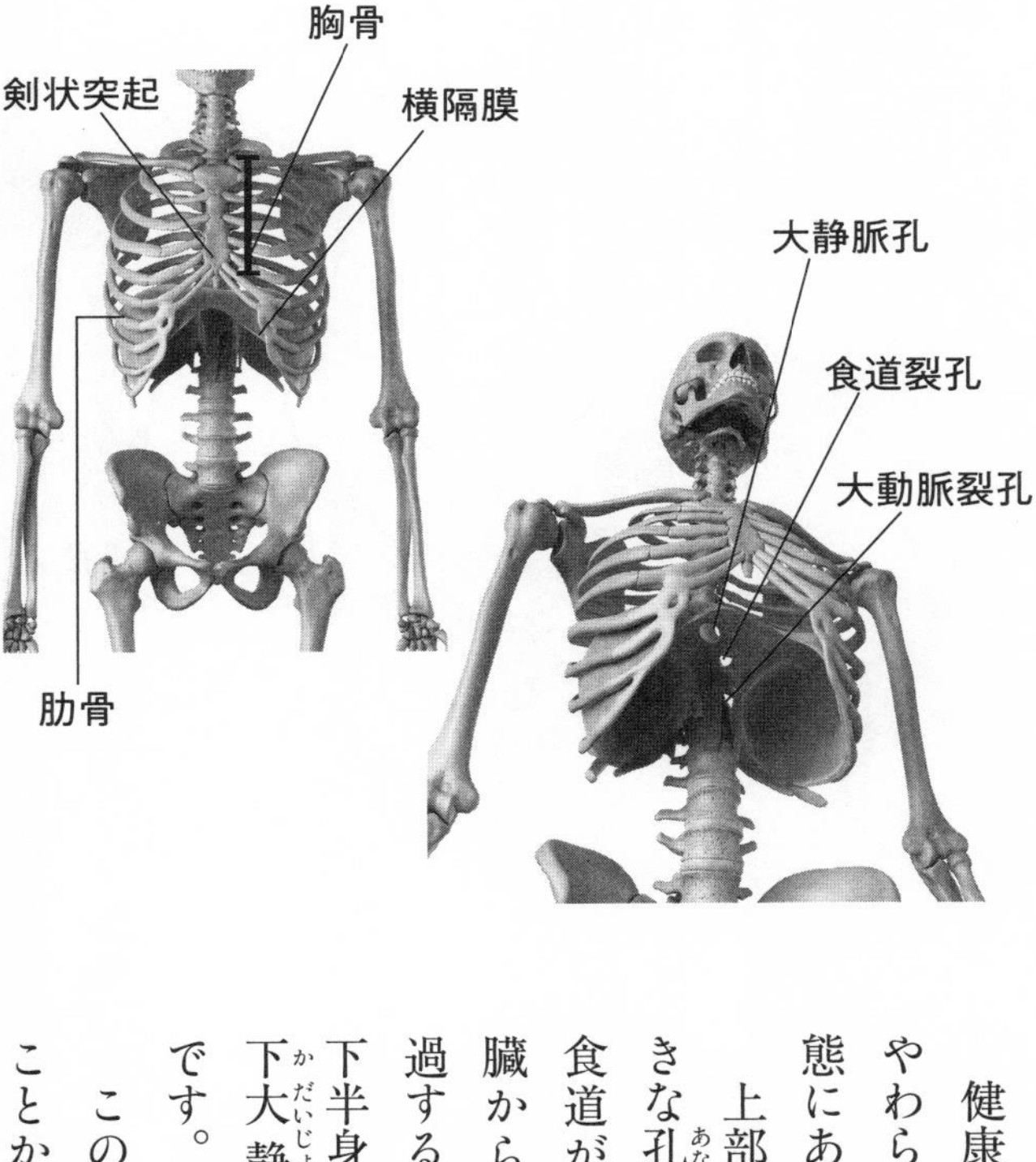

健康な人の横隔膜は本来、やわらかくて、しなやかな状態にあります。

上部の丸天井の部分には大きな孔《あな》が３つ開いています。食道が通る「食道裂孔《れっこう》」、心臓から出た下行大動脈《かこうだいどうみゃく》の通過する「大動脈裂孔」、そして、下半身や腹部から心臓へ戻る下大静脈《かだいじょうみゃく》の通る「大静脈孔」です。

このような孔が開いていることからも、横隔膜が体の真

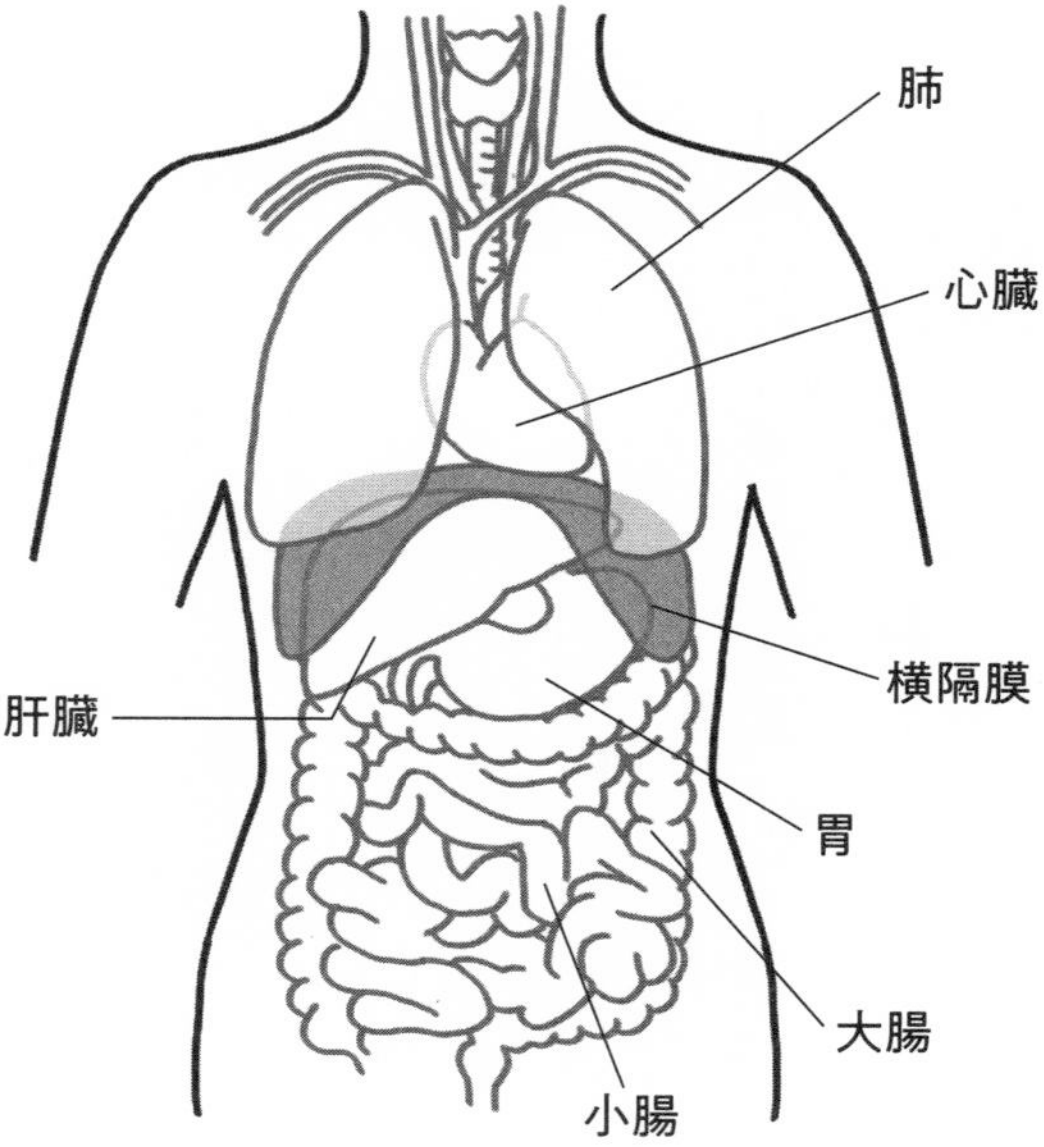

ん中を横切る形で横たわる大きな器官であることがおわかりいただけるでしょう。

また、横隔膜を境にしてそこから上には心臓と肺があります。下には肝臓や胃といった内臓があり、横隔膜と接しています。

筋肉にもいろいろな種類がありますが、横隔膜は、どのような筋肉なのでしょうか。

筋肉は随意筋《ずいいきん》と不随意筋《ふずいいきん》に大別できます。

随意筋とは手足の筋肉など、自分の意思で動かすことのできるもので、それらは骨に付着している骨格筋でもあります。

これに対して、自分の意思では動かすことのできない筋肉が不随意筋です。たとえば、心臓を自分の意思で止めたり、動かしたりすることはできませんね。それは心臓を動かしている筋肉が不随意筋のためです。心臓に限らず、肝臓や脾臓《ひぞう》や胃や腸などの内臓の筋肉はいずれも、意識的に動かすことのできない不随意筋です。

不随意筋は生命維持のために、私たちの意思にかかわりなく、1日24時間、黙々と働きつづけています。

では、横隔膜はどちらの筋肉なのでしょう。

答えは「不随意筋であり、随意筋でもある」です。

ふだんは意思とは関係なく動いているのですが、その気になれば、意識的に動かすこともできるという変わり種の筋肉なのです。

この風変わりな筋肉は「第二の心臓」ともよばれることがあります。「第二の心臓」といえば、ふくらはぎを思い浮かべる方も多いかもしれませんが、血流を高める力においては、横隔膜は、ふくらはぎを凌駕《りょうが》しているといえます。

横隔膜と血流の関係についてはのちほどふれることにして、ここでは横隔膜がそもそもどのような働きを担っているのかをお話ししましょう。

横隔膜は重要な2つの働きをしています。「呼吸」を助け、そして、「腹圧」を高めることです。本章では呼吸についてお話ししていきます。

呼吸は人の生死に直接かかわる重要な機能です。横隔膜の助けがなければ呼吸ができず、そして、呼吸ができなければ、私たちは死んでしまいます。

このように、呼吸を助けている横隔膜という筋肉は、心臓を動かしている心筋とともに、その動きが止まると死に直結するという意味において、人体の中でもっとも重要な筋肉のひとつなのです。

呼吸ができるのは横隔膜のおかげだった

人間は1日に約2万回の呼吸をしています。寝てもさめても、息を吸っては吐き、吐いては吸う、をくりかえすことで私たちは生きているのです。

水は飲まなくても4〜5日は生きられるそうですが、呼吸をしなければ、ものの3分ほどで死んでしまいます。このように呼吸は、生命の維持にとって決定的な役割を果たしていて、この呼吸という機能を担っている器官が肺です。肺が膨らむと体内に酸素がとりいれられ、縮むと二酸化炭素が排出されます。

ところが、この肺という臓器が自力では動けないことをご存じでしょうか。自分で動けないので、横隔膜などの呼吸筋の力を借りています。横隔膜が上下に動くことによって肺ははじめて膨らんだり縮んだりしながら、酸素をとりいれ、二酸化炭素を排出できるのです。

33ページの図を見てください。横隔膜によって区切られた上側の胸部には、肋骨に囲まれたスペースがあります。このスペースが「胸腔《きょうくう》」で、そこには肺と心臓が入っています。肺と心臓という大切な臓器は鳥かごのような形をした「胸郭《きょうかく》（肋骨、胸椎、胸骨で構成される骨格）」によって大事に守られているのです。そして、「鳥かご」のちょうど「底」にあたる部分が横隔膜です。

横隔膜が弛緩《しかん》すると、丸い天井部分が引きあがって胸腔内の圧力が高まります。そのため、肺は圧迫されてギュッと縮み、そのとき空気が排出されます。

逆に、横隔膜が収縮すると、天井部分が引きさげられて胸腔内の圧力が低下します。そのため、肺が膨らんで空気が入ってくるのです（34ページの図参照）。

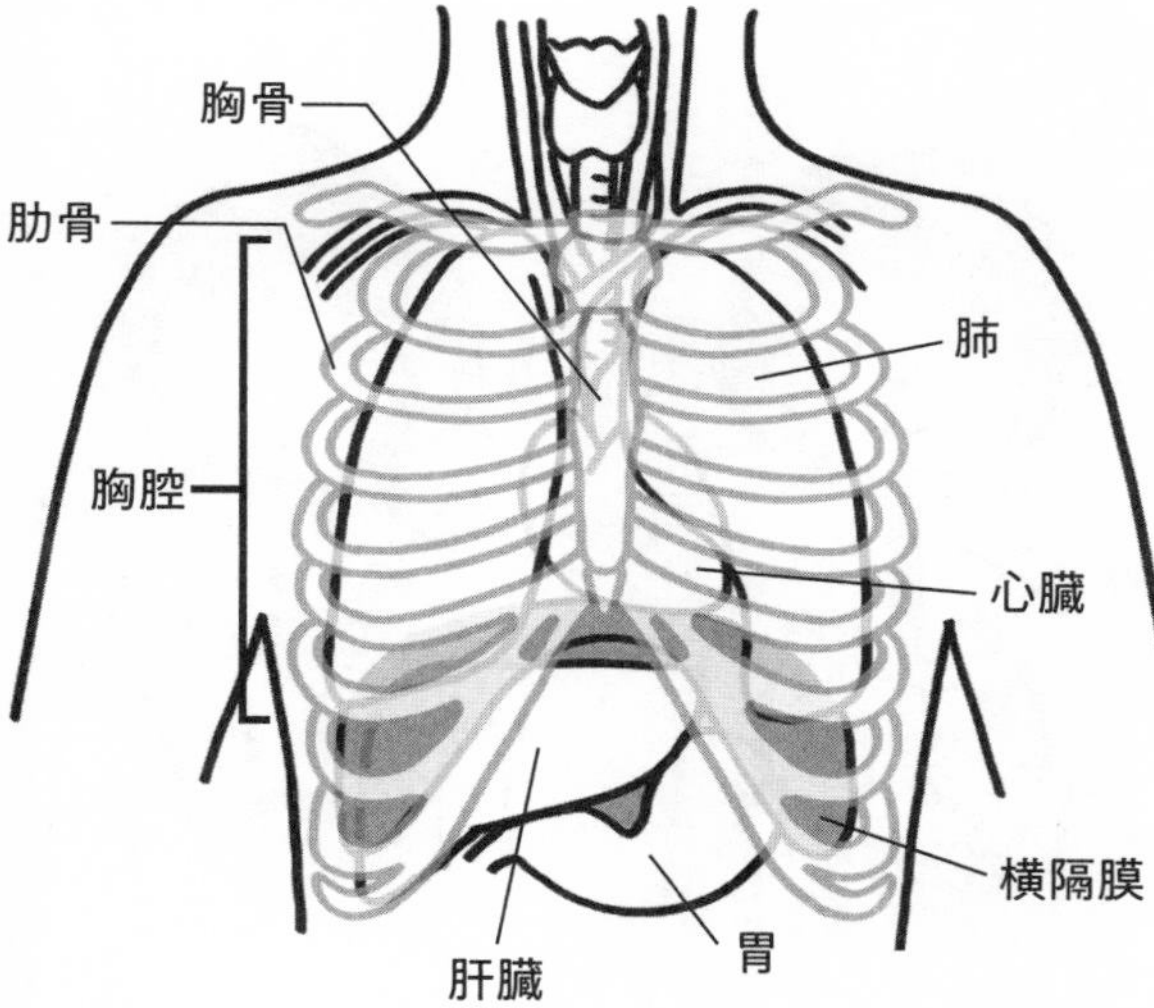

このように肺は横隔膜の上下運動がつくりだす胸腔内の圧力の変化によって、空気を吐いたり、吸ったりといった呼吸をくりかえすことができるのです。

肺がとりこんだ酸素は血液によって体のすみずみまで運ばれて、細胞のエネルギー源として使われます。

ですから、肺がたくさんの酸素をとりこめれば、細胞はそれだけ元気になり、そのこ

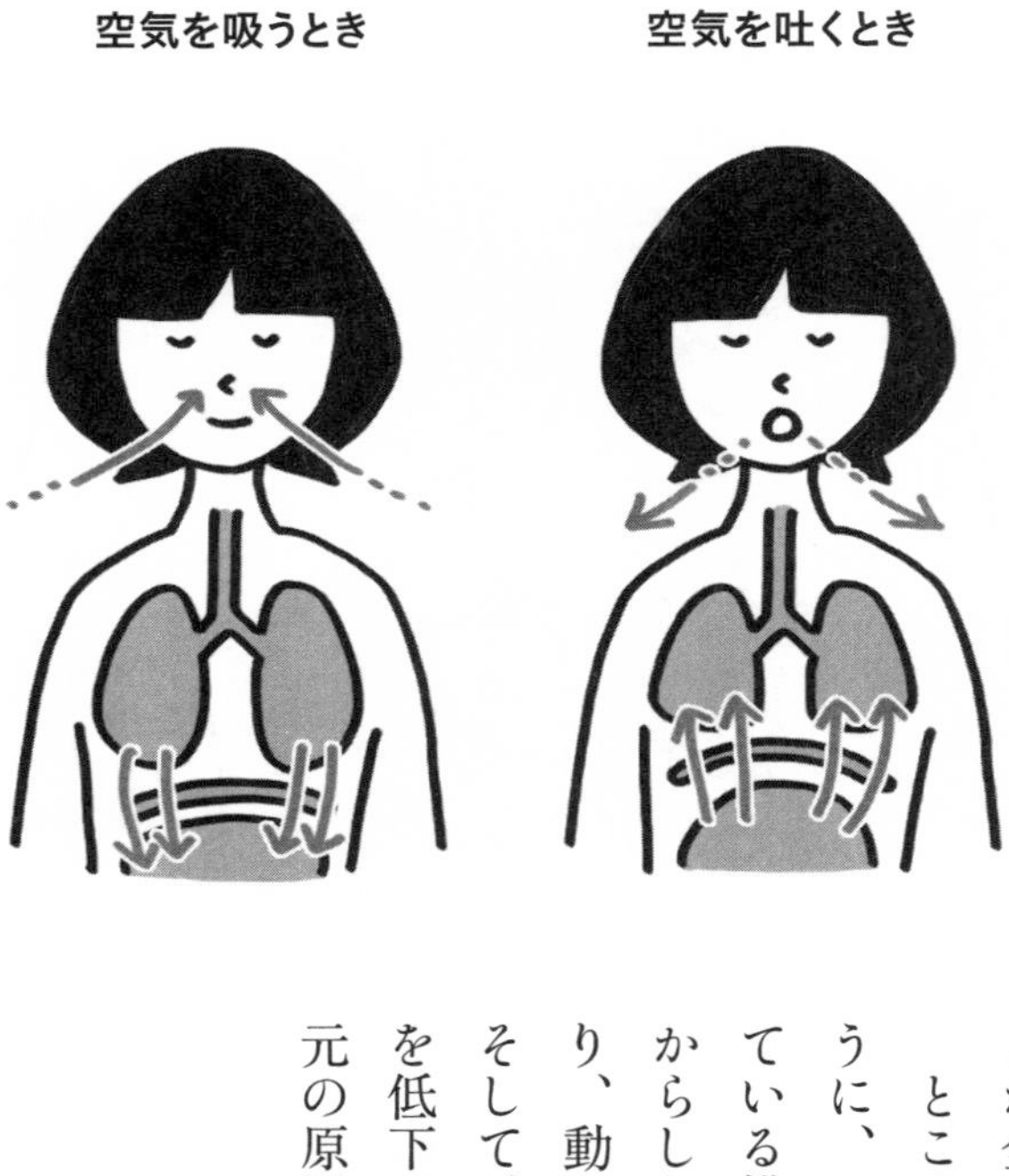

とが全身の健康につながるのです。
ところが、すでにお話ししたように、このような重要な働きをしている横隔膜も、さまざまな原因からしなやかさが失われて硬くなり、動きづらくなっていきます。
そして、このことが酸素の摂取量を低下させ、健康を損なわせる大元の原因となっているのです。

横隔膜は年々、硬く動きづらくなっていく

なぜ、横隔膜はしなやかさを失い、硬くなるのでしょうか……。

治療家となって20年、延べ6万人以上の患者さんを診てきて、年々、日本人の横隔膜が硬くなっているように感じます。

高齢者はもちろんのこと、20代、30代の若い方や、中学生や高校生でさえ、カチカチに固まった横隔膜をしているのです。本来なら横隔膜はしなやかで、やわらかく、だからこそ呼吸のときに、その天井部分がグーンと大きく上がって肺を圧迫し、息をたくさん吐くことができるのですし、横隔膜がしっかりと下まで下がることで、肺はたっぷり空気を吸いこむことが可能になります。

武道やヨガの達人たちの中には、横隔膜が上下に20センチほど動く人もいます。

ふつうの人でも深呼吸をすれば、6センチほどは上下するでしょう。そのいっぽうで、深呼吸をしても、わずか3センチほどしか動かない人たちもいるのです。

このように横隔膜が硬くなる原因は、1つには加齢があります。筋肉も年齢とともに老化して、硬く縮んできて、動きが悪くなりますが、横隔膜という筋肉もその例外ではないのです。

しかし、働き盛りの年代や高校生、中学生のあいだでさえ横隔膜の硬い人たちが増えているということは、加齢以外にも大きな原因があると考えられます。

何だと思われますか？

ストレスです。新型コロナウイルスによるさまざまな影響、ライフスタイルの変化、将来の不安などをはじめ、現代人は、多くのストレスに悩まされています。**このストレスこそが、横隔膜を硬くする一大要因なのです**。

全身にある約400種類以上の筋肉の中で、横隔膜はもっともストレスの影響を受けやすい筋肉です。なぜでしょう。

ストレスがかかって交感神経が優位に働きだすと、横隔膜も含め、全身の筋肉自体が収縮して硬くなりますし、また、呼吸も浅くなります。浅い呼吸のとき、横隔膜の動きは悪くなり、その状態が呼吸をするたび続くと、しっかり動けない横隔膜は徐々に硬くなっていくのです。

横隔膜はストレスで筋肉が硬くなることに加え、呼吸が浅くなって動きが悪くなることによって、他の筋肉よりストレスの影響を受けやすくなるのです。

一時的なストレスなら、横隔膜の硬化も一時的ですみますが、毎日のようにストレスがかかり、浅い呼吸が続くと、横隔膜は硬く固まって、動きづらい状態がふつうとなり、肺の機能も低下して、深い呼吸ができなくなります。

私は鎌倉にあるSPIC（スピック）クリニックで、ドクターとともに体に不調を抱える方々の治療にあたっていますが、実際、クリニックにはうつ病やパニック障害、自律神経失調症など精神的な疾患で来られる方も多く、その方たちは10代の少年であれ、70代の高齢の方であれ、男性であれ、女性であれ、例外なく横隔膜が硬くなっています。

胃はストレスの影響を受けやすいといわれますが、それ以上にストレスに敏感に反応するのが、横隔膜という筋肉なのです。

横隔膜をやわらかくすると酸素摂取量が4割も増える！

横隔膜が硬くなる要因として、もう1つ忘れてはならないのが、前屈《まえかが》みや猫背といった「姿勢の悪さ」です。なぜ姿勢が悪いと横隔膜が硬くなるのでしょうか。

ためしに、前屈みになって背中を曲げ、思いきり猫背になってみてください。

横隔膜のあるおなかと胸のあいだが、ギュッと縮んでしまいます。この状態のままで呼吸をすると、空気を少ししか吸いこめないし、吐きだす量も少なくなることが体感できるでしょう。

このようにつねに猫背や前屈みの姿勢で横隔膜を圧迫しつづけることで、横隔膜は硬く動きづらくなるのです。

最近では街を歩いていても、高齢者だけでなく若い人たちも、どんどん姿勢が悪くなっているように思います。最大の原因はスマホの普及でしょう。

電車の中で8~9割の人たちが手元のスマホに見入っている光景は、今やすっかりおなじみになりました。そして、SNSを熱心に見つめたり、ゲームに夢中になっていたりする人たちのほぼ100%が、首を前方に突きだし、背中も肩も丸めています。

中には、息をするのも忘れたかのようにゲームに熱中している人もいて、これなどは悪い姿勢と浅い呼吸とのダブルで横隔膜を硬くしているようなものです。

電車の中だけでなく、会社でもやはり前屈みになりながら長時間、デスクワークを続けている方たちも少なくないでしょう。

ストレスのかかる毎日に耐え、前屈みや猫背を強いるような生活環境に身をおく現代人。

高齢の方の場合はこれらに加齢という要素も加わり、さらに横隔膜が硬く縮みやすくなります。

実際、クリニックに来られる60歳以上の患者さんのほとんどが、カチカチに固まって、動きの悪い横隔膜を抱えていらっしゃいます。

では、横隔膜が硬くなると、酸素の摂取量はどの程度減るものなのでしょうか。

私はこれまで数多くの「横隔膜の動きが悪い方々」の治療をおこなってきまし

た。

患者さんたちは精神疾患やぜんそく、慢性疲労、更年期障害、気管支炎などの疾患があり、それらの不安やストレスなどが原因となって横隔膜の動きが極端に低下していました。

私が治療でおこなうのは、「楽健術」という治療法です。楽健術では、体の骨や筋肉を本来あるべき場所に戻し、体が持っている自然治癒力を高めていきます。

アメリカのカイロプラクティックで主にもちいられるアプライド・キネシオロジー（応用運動機能治療学）と、構造医学の理論、さらには、武道、合気道などをもとに、臨床経験とそこから得た学びをふまえて、独自に開発したものです。

私が楽健術を使って、施術をおこなうときは、まず「手診《しゅしん》」という検査法をもちいて、横隔膜の動きや状態を瞬時に検査し、そして、検査後には手で横隔膜を調整します。


これまで横隔膜の調整前と調整後の患者さんたちの酸素摂取量を測定してきた

結果、調整後には平均で酸素摂取量が調整前に比べて約40％も増加することがわかりました。

この結果から、横隔膜がしっかり動いていない方は、生命維持に欠かせない酸素を十分に体の中にとりこめていないことがよくわかっていただけると思います。これでは、体に異常が出るのも当然です。健康な体でいること、さらには生命を維持することに、横隔膜はとても重要な役割を果たしているのですから。

ところで、くりかえし述べてきたように、酸素不足になっている方のほとんどが、そのことに気づいていない隠れ酸欠です。クリニックに見える患者さんたちも、たとえ酸素の摂取量が以前に比べて約４割も減っていても、そのことに気づいていらっしゃいません。

その理由は、呼吸が毎日、少しずつ浅くなっていき、しかも、その状態に私たちは毎日少しずつ慣れていくためです。

たとえば、おなかを膨らませたり、凹《へこ》ませたりしながらおこなう腹式呼吸は、胸を動かすだけの胸式呼吸よりも呼吸が深くなる分、横隔膜が大きく動いていなければしっかりできません。

ところが、高齢の方たちの大半が、まったくといっていいほど腹式呼吸ができないのです。たとえできる方でも、吸った息を10秒間かけて吐きつづけられません。

そういう方々は横隔膜がしっかりと動いていないから、かわりに肩を動かしてなんとか酸素を肺に入れていたりします。

そこで、私が「呼吸が浅いですね」と指摘すると、ほとんどの患者さんが「気がつきませんでした」と驚かれるのです。

あなたは腹式呼吸ができますか？

吸いこんだ息を10秒間かけて吐きだすことができますか？

どちらの答えもノーなら、あなたは隠れ酸欠といって間違いないでしょう。

あなたの横隔膜も、あなたが気づいていないだけで、硬くなっていて、そのために呼吸が浅くなっている可能性は十分にあります。

あなたがもし、ストレスが多くて、前屈みの猫背で、毎日マスクを欠かさずにしていて、60歳以上であれば、その可能性はさらに跳ねあがることでしょう。

横隔膜が硬くなっている人の体の中では、隠れ酸欠は激しく進んでいる可能性があります。今、あなたが悩んでいる不調も、知らずにおちいっていた「酸素不足」が原因かもしれないのです。

第2章

やわらかな横隔膜が、免疫力を上げる

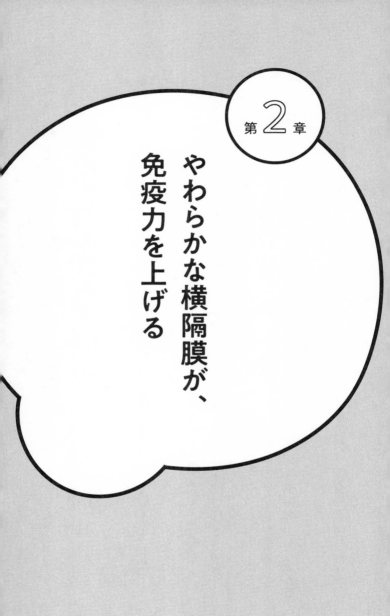

「隠れ酸欠」を放置すると、体がどんどん弱る理由

ここからは、横隔膜が硬くなり動きが悪くなって隠れ酸欠におちいると、どのような不都合が起きるのか、より詳しく見ていきましょう。

肺は呼吸によって吸いこんだ空気の中から酸素をとりこんでいます。呼吸が深ければ深いほど、多くの酸素を摂取でき、逆に、呼吸が浅ければ浅いほど、酸素の摂取量は低下します。

体内にとりこまれた酸素は栄養とともに血液によって運ばれて、全身の細胞に届けられ、そして、細胞内では栄養が酸素と結びつくことで、エネルギーがつくりだされます。

このエネルギー産生を細胞内で一手に引きうけているのが、60兆個といわれて

いる全身の細胞の中に存在している「ミトコンドリア」という小器官です。ミトコンドリアはエネルギーを生みだす細胞内の「自家発電所」にあたります。

そして、この自家発電所でエネルギーを生みだすときに燃料として使われているのが酸素です。つまり、ミトコンドリアにとって酸素は「食事」なのです。

私たちはミトコンドリアが酸素を材料にしてつくりだしたエネルギーを使って内臓や手足を動かし、食べものを消化し、脳を働かせています。いいかえれば、呼吸によって得た酸素によって、私たちの生命活動は支えられているわけです。

酸素はエネルギーの材料となる点で、生命活動を続けるための「大元」であり、エネルギー源なのです。

では、呼吸が浅くて、肝心の酸素の量が減ったらどうなるのでしょう。

酸素という「食事」が入ってこないために、ミトコンドリアは十分にエネルギーをつくりだせなくなり、細胞はエネルギー不足におちいって、細胞の機能は低下し、代謝も落ちてしまいます。

私たちの内臓も脳も骨も筋肉も靱帯《じんたい》も皮膚も、あらゆる器官や組織は細胞が集まってつくられています。それらの細胞たちがエネルギー不足におちいれば、内臓も脳も骨も筋肉も靱帯も皮膚もすべて機能が低下して、本来の働きが十分にできなくなってしまいます。

浅い呼吸によって体が酸素不足におちいるということは、最小単位の細胞のすべてが劣化するようなもので、心にも体にもさまざまな不具合や不調が生じることはまぬがれません。しかも、この酸素不足のほとんどが隠れ酸欠であり、気づかないうちに忍びよるのですから、余計にやっかいだといえるでしょう。

では、隠れ酸欠状態におちいると、具体的にはどのような不調や病気になりやすいのでしょう。

まず、階段を何段かのぼっただけで、息切れしやすくなります。酸素の供給量が少ないため、それを補おうと、肺が酸素を求めて呼吸を速めているのです。

また、全身の細胞がエネルギー不足におちいることで、なんとなく体がだるくなり、体温も下がっていきます。冷え性になる人もいるでしょう。

さらに、酸素不足が消化器系に現れれば、食欲不振や消化不良、胸やけ、胃のむかつき、便秘などの原因になりますし、他にも肝臓、脾臓、膀胱《ぼうこう》など消化器系以外の内臓の不調や病気がでることもあります。そして、恐ろしいことに、酸素不足になるとガン細胞が活発になるともいわれているのです。

高齢の方では、認知症も気になるところでしょう。脳の重さは体重のわずか2%ほどですが、体内にとりこまれた酸素の実に25%もが脳へ行きます。脳は活動するために、大量の酸素を消費する「大食漢」なのです。

呼吸が浅くなれば、脳への酸素の供給量も減りますので、脳の神経細胞の機能が低下し、このことが記憶力の低下につながることは十分に考えられるでしょう。

実際、認知症の予防には運動がもっとも有効だとされています。運動によって大量の酸素がとりこめ、その分、より多くの酸素が脳へも供給されて、脳の神経細胞が活性化されると考えられるからです。

また、運動をすると、ＢＤＮＦ（脳由来神経栄養因子）という脳の細胞の新生や発達を促す物質を増加させることや、脳の中で記憶を主につかさどる海馬《かいば》の神経の新生を促進することもわかっています。

高齢者の自立支援を提唱する「パワーリハビリテーション」の創始者、国際医療福祉大学大学院の竹内孝仁教授は、軽負荷の有酸素運動と水分補給による認知症の治療をおこない、めざましい成果をあげていらっしゃいます。

酸素の供給は認知症の予防とともに、治療にもなりえる可能性を秘めているのです。いずれにしても、酸素は脳の活性化に必要不可欠な物質であることに間違いはありません。

反対に隠れ酸欠状態で酸素が不足すれば、脳の機能低下がもたらされて記憶力が低下し、認知症にかかる可能性が高まるとも考えられるでしょう。

全身の血流まで変える！やわらかな横隔膜の力

これまで隠れ酸欠の弊害について見てきました。けれど、横隔膜が硬くなることの弊害は、実は酸素不足をまねくことだけではありません。**血液循環の悪化ももたらすのです**。血液循環の悪化は酸素不足とともに、体を冷やす大きな原因となります。

心臓から押しだされた血液は、大動脈を通って末梢の毛細血管まで行き、やがて静脈を通って心臓へと戻ってきます。そして、心臓から血液が押しだされるときも、その血液が全身をめぐって心臓に戻されるときも、ともに横隔膜が大きな役割を果たしているのです。

まず、心臓から末端へと血液が出ていく大動脈について。

横隔膜は心臓と接していました。そのため、呼吸にともなって横隔膜が上下に動くたびに、その動きは心臓のポンプ運動を助けています。

心臓は横隔膜の上下運動に助けられながら、大動脈へと勢いよく血液を押しだしているのです。

そして、心臓から大動脈へと押しだされた血液は腹大動脈を流れて末端まで運ばれます。

では、心臓へ戻っていく静脈はどうでしょう。

横隔膜には大きな孔が3つ開いています。その中の1つ、大静脈孔は直径3・5センチほどの下大静脈の通り道です。下大静脈は横隔膜の上下運動によって引きあげられたり、引きさげられたり、あるいは、内径が広げられたり、狭められたりすることで、下肢から集めてきた血液を心臓の右心房へ戻しています。

横隔膜が活発な上下運動をくりかえすおかげで、全身をめぐってきた血液も心

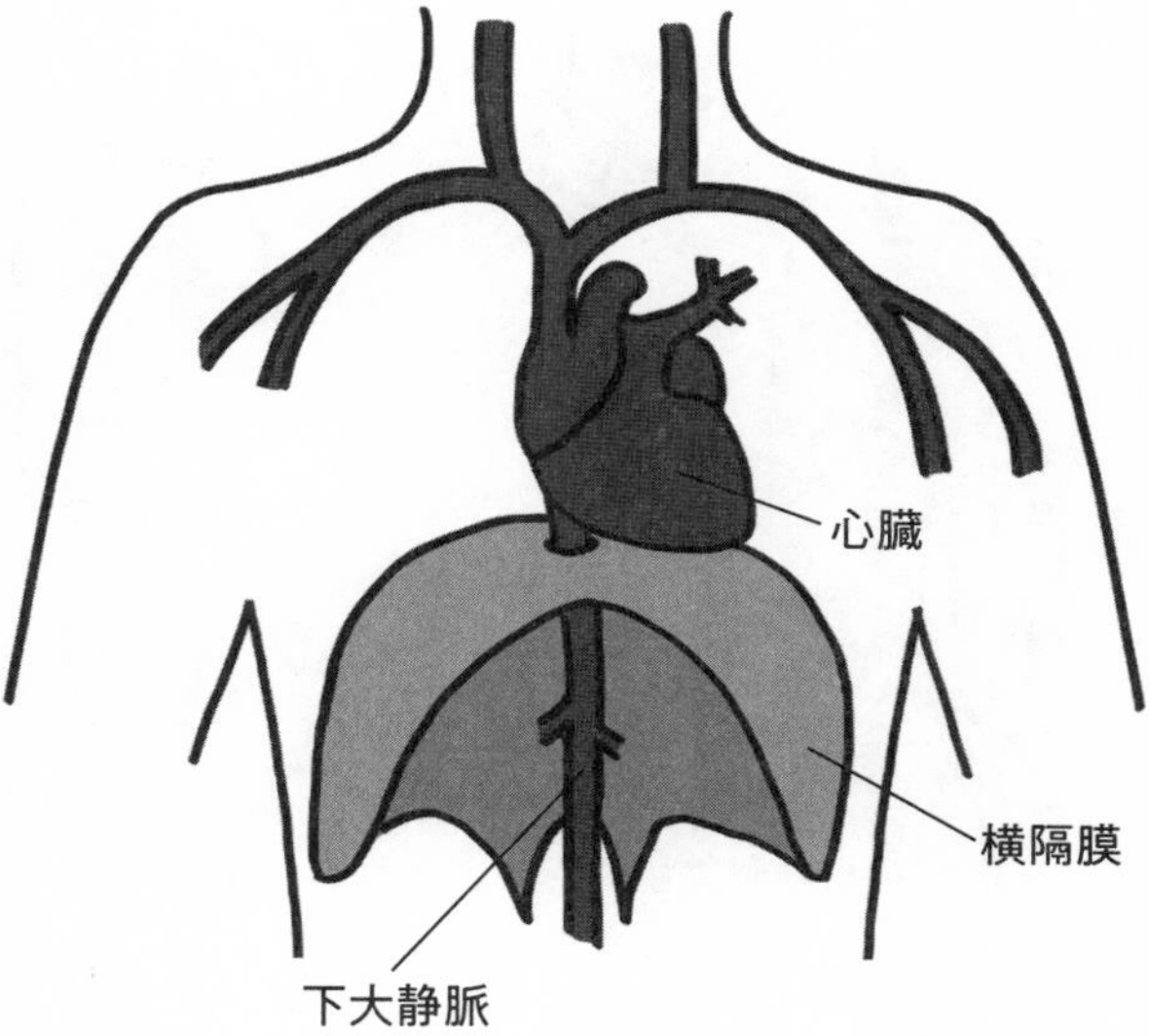

臓に無事戻ることができるのです。

ところで、動脈を通って末端の手足まで行った血液は、静脈に入り戻ってくるわけですが、この血液循環は心臓の力だけでおこなわれているわけではないことをご存じでしょうか。このようなことが可能なのは腕にしろ、足にしろ、先端へ行くほどほそくなっているおかげです。どういうこ

シャンパングラスのイメージ　　ふくらはぎの筋肉

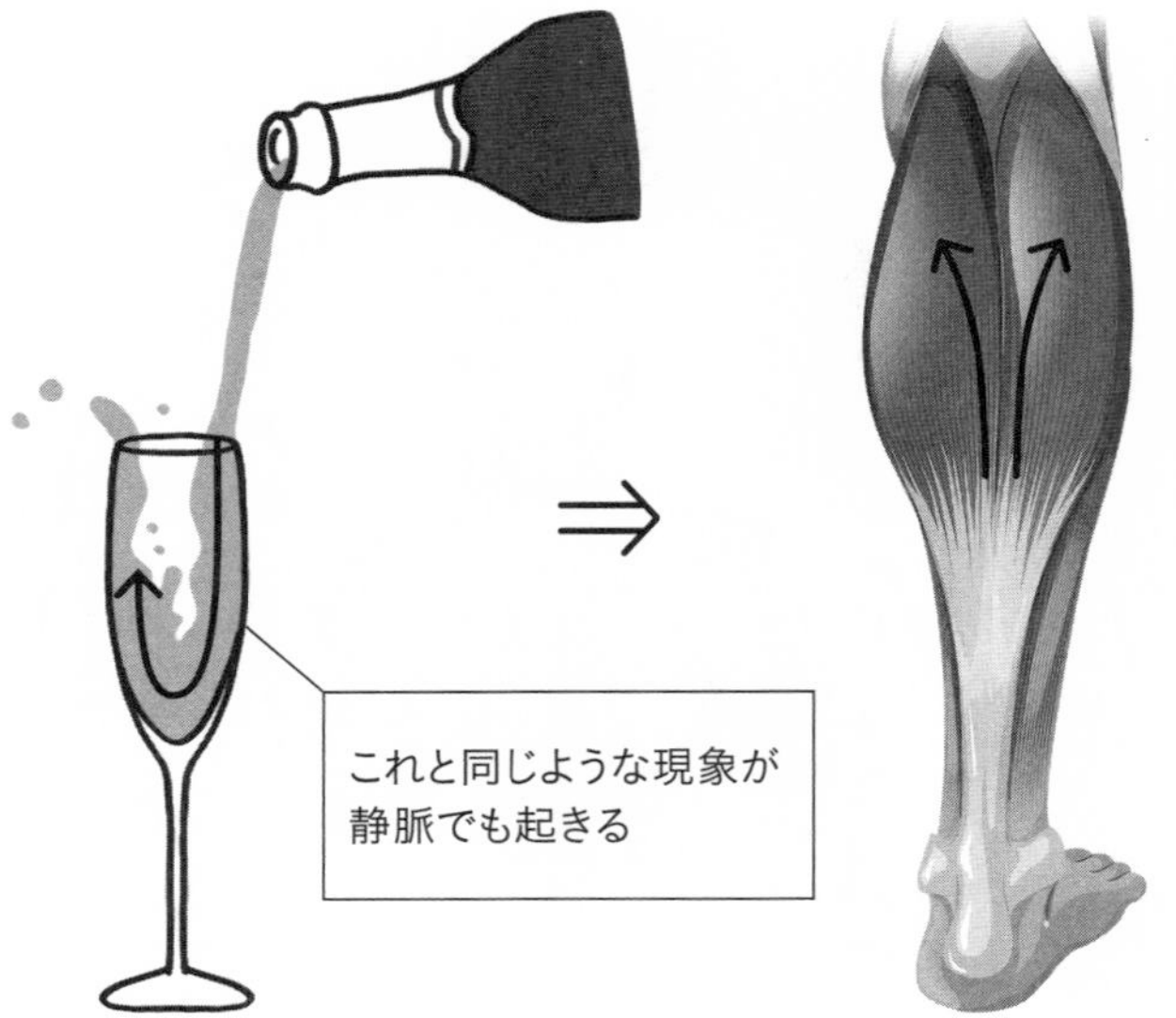

とでしょう……。

腕では、肘、肘よりも手首、手首よりも指のほうがほそくなっていますね。脚も同様です。先端へいくほどほそくなる、この人体の形状自体がポンプとして働いています。そのおかげで、血液が心臓にスムーズに戻ってくることができるのです。

底へいくにつれほそくなっているシャンパングラスに水を勢いよく注ぐと、あふれるほどの勢いで水が跳ねあがります。ちょうどこれと同じ現象だと考えていただければよいでしょう。

先がほそくなった人体の形状は、それ自体が、血液という液体が下から上へ（心臓へ）と戻る力を高めているのです。そこに、筋肉の収縮が加わり、静脈の血流は促されます。手首や足首がほそくなっていることにもこんな意味があります。人体はとても機能的にできているのです。

話が少しずれましたが、横隔膜がしっかり動くようになれば、心臓から血液が勢いよく押しだされ、さらに静脈から心臓に戻る流れもスムーズになります。

足がむくんだときなども、血流アップのカギを握る横隔膜をほぐしてしっかり動かすことが重要です。横隔膜がほぐれてしっかり動けば、下肢の血流もよくなるでしょう。

反対に、もし、横隔膜の動きが悪くなれば、動脈でも静脈でも血流が滞ってしまいます。すると、どうなるのでしょうか……。

血液は摂取した酸素と栄養分を全身の細胞へ運び、その一方で、老廃物などを処理するために腎臓や肝臓へ運ぶこともしています。

血液循環が悪くなると、心臓から遠い末端まで栄養分や酸素が届きにくくなるため、手足が冷えてしまいますし、また、疲労物質が停滞しやすくなることから肩こりや腰痛、関節痛が起きやすくなります。とくに下半身の血液の流れが滞ると、足に余分な水分などが溜《た》まって、パンパンにむくんできます。

さらに、血液循環が低下して手足が冷えると、体温も下がっていきます。体温の低下がもたらす最大の弊害といえば、免疫力の低下です。

横隔膜の動きが悪くなると、酸素不足からくる低体温に、血液循環の悪化にともなう低体温まで加わります。

つまり、あらゆる病気から体を守ってくれている免疫力は、横隔膜が十分に動

かなくなることでダブルパンチを食らい、著しく低下することになるのです。

なぜ、横隔膜をほぐすだけで免疫力が上がるのか

2020年の年明けから、日本でも猛威をふるいはじめた新型コロナウイルス感染症。この新型コロナウイルスとのつきあいは当分、続きそうです。

さらに、新型コロナウイルスが終息しても、新たな感染症がまた発生するだろうと、多くの専門家が警鐘を鳴らしています。

都市化が進む中、棲家《すみか》を追われた野生動物が人の住む村や町にも出没するようになり、それらが未知のウイルスを運んでくることもあるでしょう。

しかも、グローバリゼーションの勢いは増すばかり。いったん未知のウイルス

が野生動物からヒトへと感染したら最後、またたくまに世界中に広がってしまいます。

私たちはこれから先、新型コロナ級の感染症が発生する危険と背中合わせで生きることになるのかもしれません。

すでにお話ししたとおり、横隔膜が十分に動かなくなることによる、もっとも深刻な影響が、免疫力の低下です。横隔膜の動きが悪くなれば、細胞のエネルギー源である酸素が不足し、そのため、他の細胞同様、免疫細胞もその働きが低下してしまいます。また、血液循環の悪化による低体温も免疫の低下を引きおこす一因となるのです。

免疫力が弱まれば、風邪からインフルエンザ、新型コロナなどのさまざまな病気を引きよせることになります。元気で長生きしたいのなら、免疫力を高めること。そのためには、横隔膜ほぐしで、横隔膜をやわらかく整えることが一番の早道であり、もっとも効果的な方法といえます。

横隔膜をやわらかく整えることにはいくつもの効果があり、それらが相乗効果を生むことによって免疫力がよりいっそう高まります。

その1つ、免疫力を高める最大の要因となるのが、隠れ酸欠を解消して、酸素の供給量を増大させる効果です。

隠れ酸欠状態は免疫細胞の大敵です。なぜなら、酸素不足だと、免疫細胞が苦手な低体温状態に体がなってしまうからです。免疫細胞はけっこう寒がりで、低体温の環境下では十分に活動できません。

たとえば、免疫機能の主役といえるのが白血球です。

白血球にはマクロファージ、NK細胞（ナチュラルキラー細胞）、T細胞など数種類の免疫細胞があります。

マクロファージは貪食《どんしょく》細胞ともよばれ、体内に侵入した病原体をむしゃむしゃと食べてくれますし、NK細胞や、リンパ球の一種であるT細胞とともに、ウイルスに感染した細胞やガン細胞をやっつける「防衛軍」です。T細胞はまた、他の免疫細胞の働きを調整する「司令塔」の役割も果たしています。

これらの免疫細胞は少なくとも平熱が36・6度ないと、十分に働けません。50年ほど前の調査では日本人の平熱は37度近くあったといわれますが、現在は、「元気基準」とされる平熱がこの36・6度です。しかし、今の子どもや女性には平均体温が35度台の人が多くなっています。これはおそらく食生活の変化や運動不足やストレスなどが原因でしょう。

それはともかく、元気基準の36・6度が維持できれば、新陳代謝がほぼ100%正常におこなわれ、免疫力も高レベルを維持でき、病気にかかることはめったにありません。

ところが、これよりも1度ほど低い35・5度が恒常的に続くようだと、新陳代謝が平熱が36・6度のときと比べて50〜60%にまで落ちて排泄《はいせつ》機能が低下し、自律神経失調症やアレルギー疾患などが現れます。子どもにアトピーや鼻炎、ぜんそくといったアレルギー症状が増えているのも、ひとつには低体温という原因があります。

そして、35・0度はガン細胞がもっとも繁殖しやすい体温なのです。

このように、低体温は免疫力を低下させる大きな原因となります。

そこで、横隔膜ほぐしによって、横隔膜をやわらかく整えてしっかりと上下に動くようにしてやれば、深い呼吸が可能になって、たくさんの酸素をとりいれられ、体のすみずみに酸素がいきわたるようになります。

すると、どうなるか。全身の60兆個の細胞すべてで、自家発電所のミトコンドリアが活性化してエネルギーを産生するようになり、体温が上がってきます。

体温が上がると、免疫細胞の働きがぐんぐん高まり、それにつれて免疫力もぐんぐん高まっていくのです。

横隔膜ほぐしなら、腸活と血流アップが同時にできる

横隔膜ほぐしで免疫力が上がる理由の2つめとしては、全身の血液循環がよくなることがあげられます。

横隔膜の上下運動に助けられることで、大動脈の血液も大静脈の血液も勢いよく流れていきます。横隔膜がやわらかくなり、上下運動がしっかりおこなわれれば、大動脈、大静脈という幹線ともいうべき太い血管の血流が高まります。その結果、血液が全身のすみずみまで届くようになるのです。そして、末端まで血液が循環すれば、冷え性の人では冷えが解消されて平熱が上がります。

体温が上がれば、さきほどのマクロファージもＮＫ細胞もＴ細胞も本来の元気をとりもどし、新型コロナも、近い将来、出現するかもしれない未知のウイルス

も、やっつけてくれるかもしれません。

横隔膜ほぐしの免疫力アップ効果はこれだけにとどまりません。3つめの理由があるのです。

横隔膜ほぐしでは、腸をやさしくマッサージする動きもします。このマッサージ効果によって腸を活性化するための「腸活」ができ、免疫力が上がるのです。

腸は食べたものの消化・吸収という、生命維持にかかわる重要な機能だけでなく、免疫機能も担っていることをご存じでしょうか。腸の免疫機能は「腸管免疫」とよばれ、腸はなんと、全身の70％もの免疫組織が集まる最大の免疫器官でもあるのです。

たとえば、外部からの侵入者と直接戦う「免疫グロブリンＡ」の約60％は腸にありますし、また、腸管壁にはパイエル板という、腸にしか存在しない独特の免疫器官が数多く分布していて、それらが、腸管壁を越えて体内に侵入しようとする病原菌を食いとめています。しかも、パイエル板でできた免疫グロブリンAをつくる細胞の中には口や鼻へ移動してきて、それらの場所でも病原菌の侵入を防ぐ働きをするものもあるのですから、恐れいります。

腸がこのような大規模な免疫機能を持つようになったわけは、容易に想像がつきます。腸には食べものと一緒におびただしい数の病原菌やウイルスが侵入してきますし、そこには100兆個もの腸内細菌という常在菌が棲みついているのです。危険な侵入者や常在菌の感染からみずからの身を守るために、腸は一大免疫組織をつくりあげたと考えるのが妥当でしょう。

さらに、横隔膜ほぐしの腸活効果は、違う側面からも免疫力アップを促します。

コロナ騒動でストレスがたまる今、そのストレスが呼吸を浅くして、体を隠れ酸欠状態におちいらせていることは冒頭で述べました。**そこで、ストレスを和ら**

げられれば、呼吸も深くなって酸素の摂取量が増え、隠れ酸欠状態が改善し、免疫力も上がるはずです。このストレスの緩和にもまた、腸活が高い効果を発揮します。

セロトニンという神経伝達物質のことを聞いたことがあるかもしれません。「しあわせホルモン」ともよばれるセロトニンには、精神を安定させて不安や緊張、落ちこみなどを防ぐ作用があります。このセロトニンは脳でも少量つくられますが、その約90％は腸で産生されているのです。

そして腸でつくられたセロトニンの腸内濃度の情報が、腸と脳をつないでいる神経系「迷走神経」に伝わって、脳の働きに影響を与えています。腸からきた情報をもとに、脳内でトリプトファンからセロトニンが合成され、幸福感やリラックス感が生みだされます。つまり、脳がいくら頑張っても、腸がしっかり働かなければ、私たちはしあわせな気分にはなれないのです。

横隔膜はストレスの影響をもっとも強く受けます。セロトニンの分泌がさかん

になって穏やかな気持ちになれれば、ストレスによって動きづらくなった横隔膜もときほぐされ、スムーズに上下するようになるでしょう。横隔膜がスムーズに動けば、酸素の摂取量も増え、免疫力が上がるのです。

免疫力を高めるさまざまな効果がある横隔膜ほぐし。このエクササイズは、新型コロナウイルスやインフルエンザや風邪や、あるいはガンの予防に役立ちます。

もし、あなたの横隔膜が硬く縮んで、動きづらくなっていても、それをしなやかで、やわらかく、よく動く状態に変えることは、何歳からでもできます。それは、横隔膜が筋肉だから。筋肉はいくつになっても、自分の働きかけ次第で変えることができるのです。

しかも、本書で紹介するのは、きつい筋トレなどではなく、横隔膜ほぐしという心地いいエクササイズを毎日、10分ほど続けるだけの簡単な方法。次の章からそのやり方をじっくりご紹介していきます。

第3章

実践！　横隔膜ほぐし

横隔膜ほぐしを始める前に

横隔膜ほぐしのすすめ方

腹式呼吸の練習も兼ねた「ウォーミングアップ」で心身ともにリラックスしてから、「横隔膜ほぐしのエクササイズ」に入ります。はじめのうちは［基本編］だけでもＯＫ。慣れてきたら、９つのポイントを押す［応用編］も加えましょう。最後に紹介する「プラスαの体操」は、体を整え、横隔膜ほぐしの効果を高める効果があります。適度に筋力を鍛えることもできるので、ぜひとりいれましょう。

回数とおすすめの時間帯

「ウォーミングアップ→2種類の横隔膜ほぐし→プラスαの体操」のフルコースを1日1回おこなうのが理想ですが、それが無理なら、2種類の横隔膜ほぐしだけでも毎日続けましょう。一番のおすすめの時間帯は朝食前。便通を促しますし、頭も体もすっきりと覚醒した状態で1日のスタートが切れるはずです。

心構え

無理も頑張りも禁物。フルコースも2種類の横隔膜ほぐしもできそうにない日は横隔膜ほぐし［基本編］だけでOKです。また、横隔膜ほぐしをするときは、手を当てている箇所に〝感謝〟しながらおこないましょう。感謝することで体に意識を向けることができ、いっそう効果が高まります。

腹式呼吸

まずは腹式呼吸の練習です。最初は、おなかが膨らむ感覚をつかむだけでOK。それができるようになったら、横隔膜ほぐしで使う腹式呼吸をマスターしましょう。

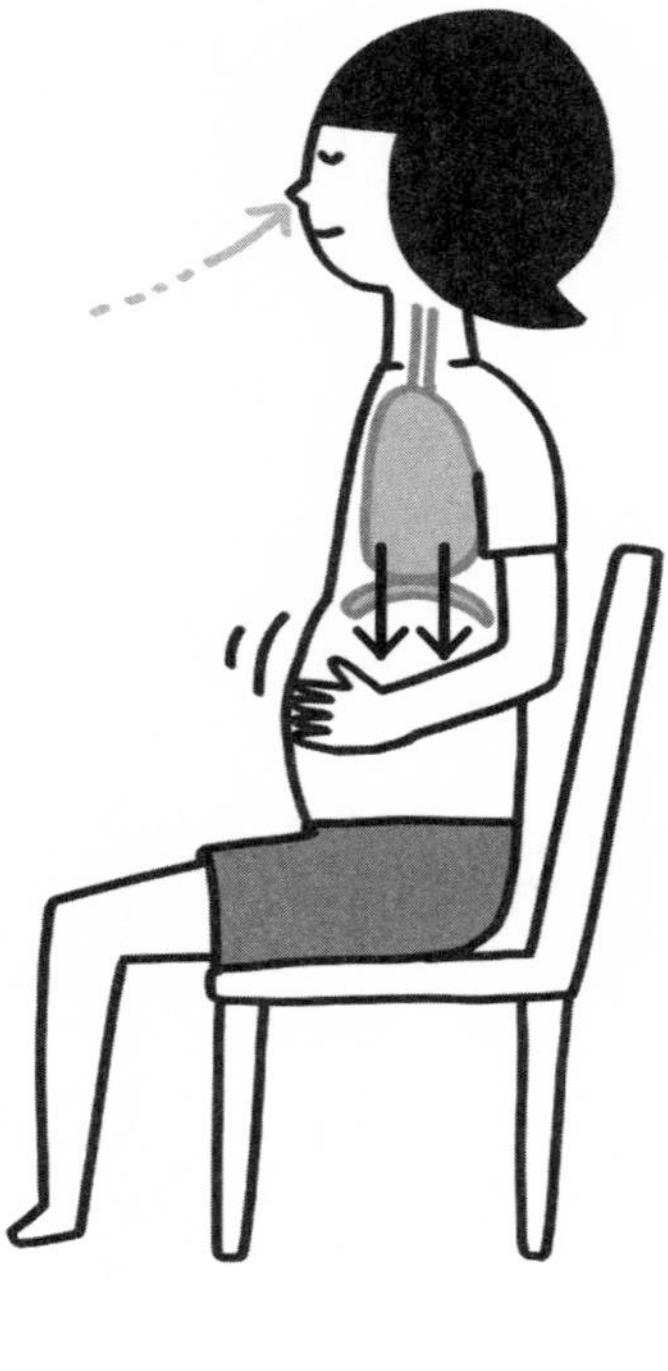

① 椅子に座って、おなかに両手を置きます。口を軽く閉じて、鼻から息を吸いこみ、おなかを風船のように膨らませます。

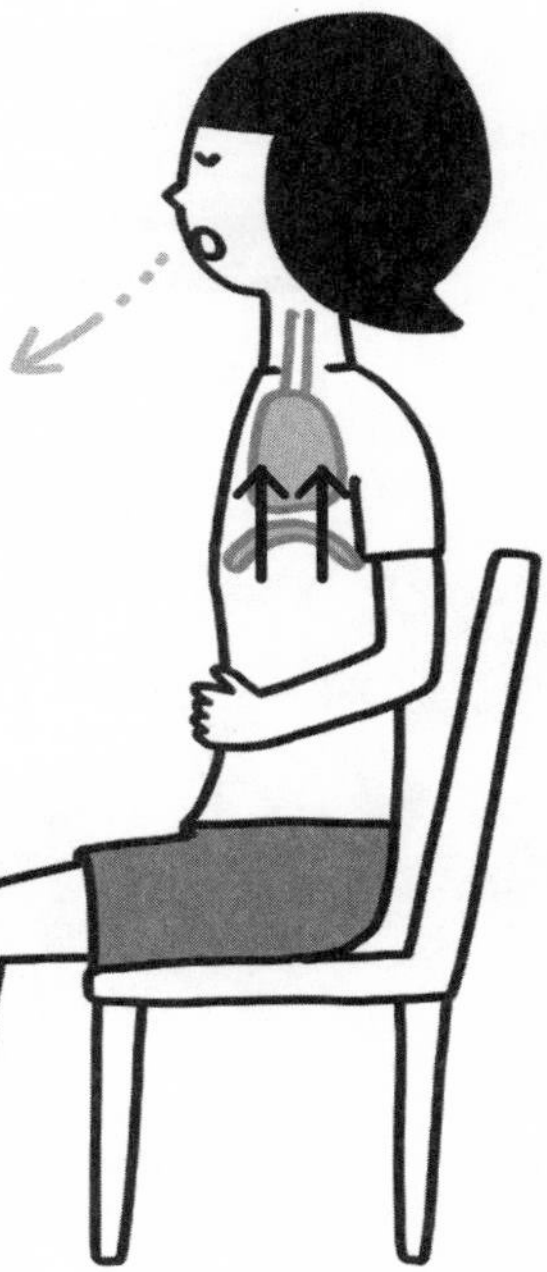

② 口を軽く開けて、おなかを凹ませながらゆっくりと息を吐きます。おなかの中の空気を腹圧で出していく感じでおこないましょう。①、②に慣れたら③へ。

③ 横隔膜ほぐしでの呼吸法の練習です。さきほどの要領で「おなかを膨らませながら鼻から３秒で吸って、おなかを凹ませつつ10秒で口から吐く」を３回くりかえします。慣れればできるようになるので最初は息が続くまでできればOK。

基本編

横隔膜ほぐし

ポイントに手を置き、上体を前にしっかり倒しながら呼吸することで、手の圧と腹式呼吸の両面から、横隔膜を刺激することができるエクササイズです。

手を置くポイント

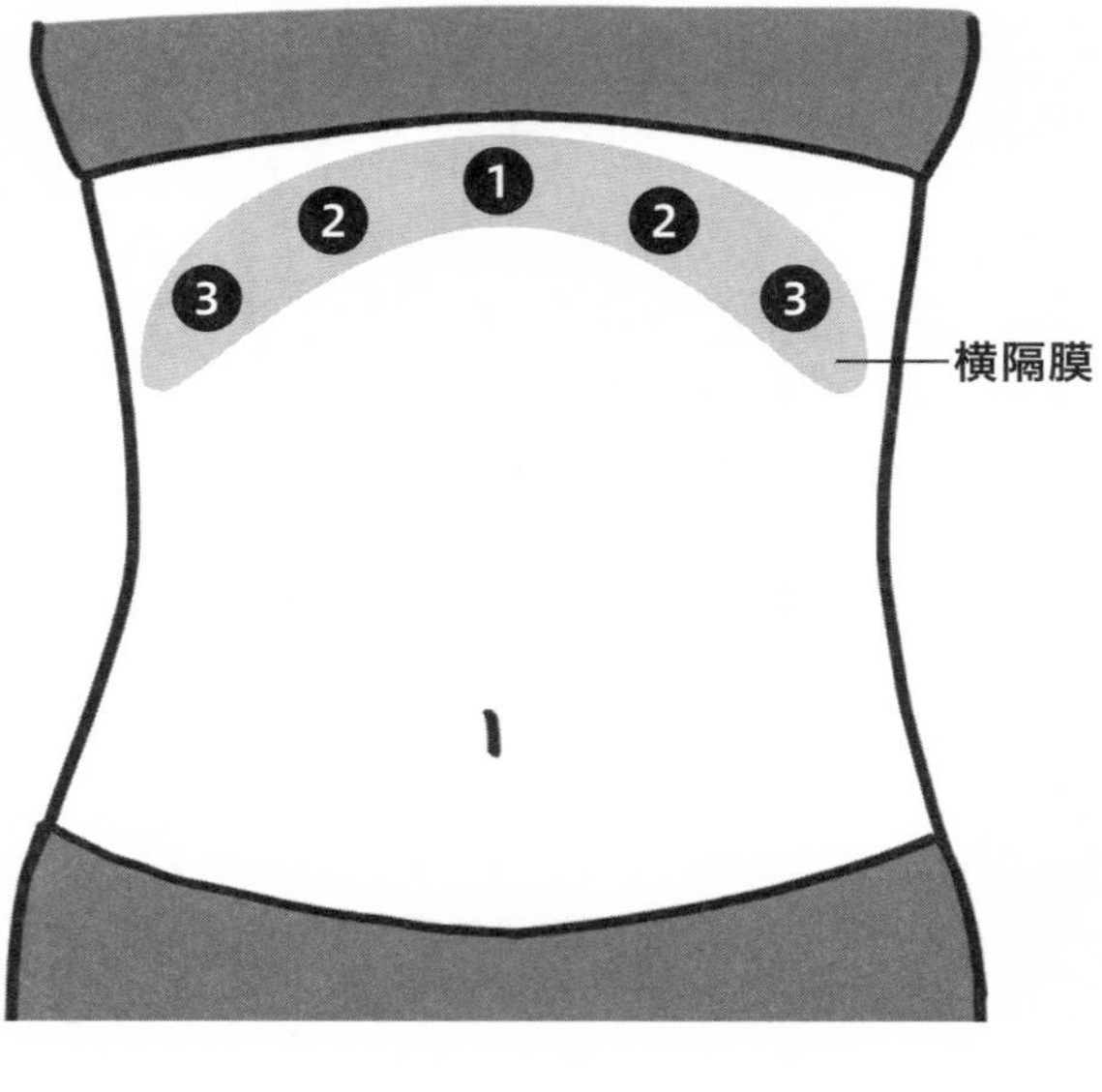

※妊娠中や内臓に疾患を抱えている方では、ポイントを押さず、ポイントにやさしく手を当てるだけにしましょう。それだけでも効果があります。

①

背にもたれかからないように、椅子に浅めに座ります。みぞおちのポイント❶に両手の指を置き、３秒間で鼻から息をたっぷり吸いこみ、おなかを膨らませます。

寝てやってもOK！
詳しくは80ページで。

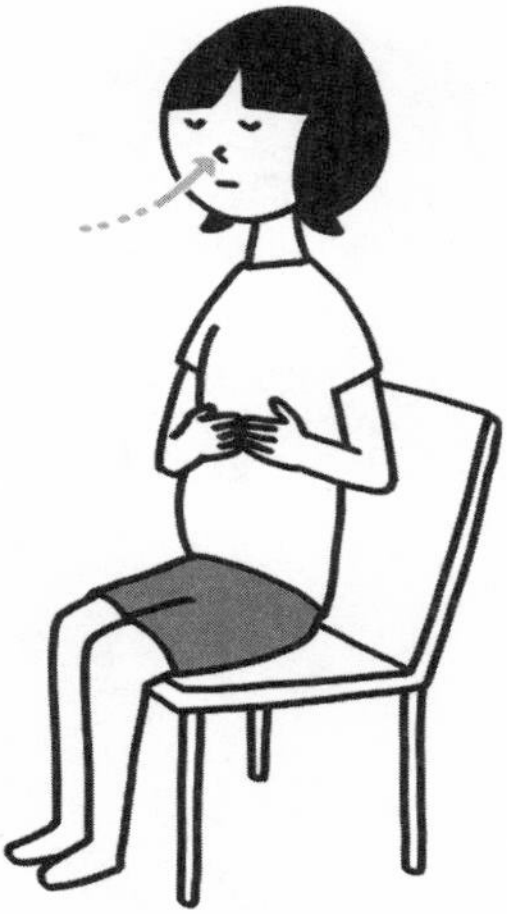

②

親指以外の４本の指でポイント❶をグッと押し、体を前へ倒しながら、１０秒間かけて口から息を吐き、おなかを凹ませます。息を吐ききったら、上体を戻します。①②を３回くりかえしましょう。

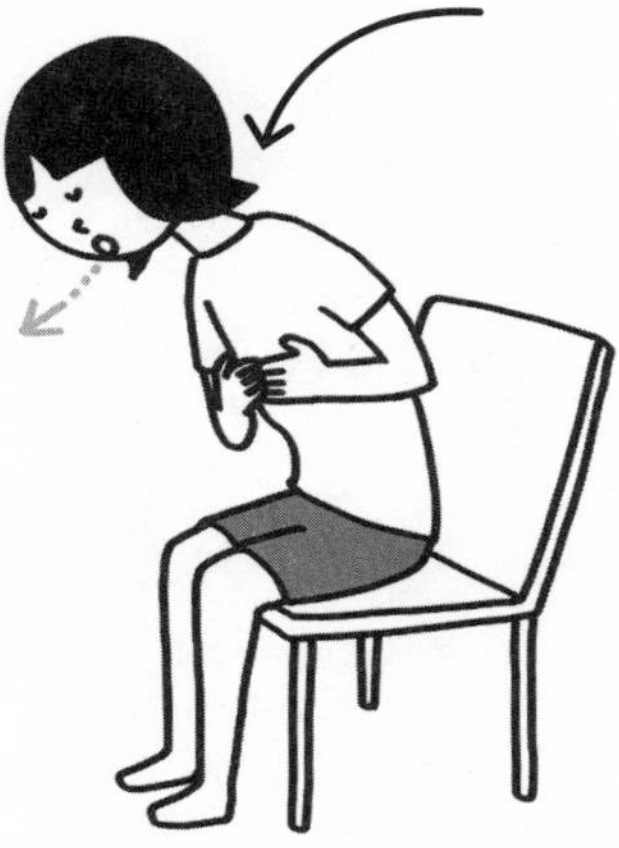

③

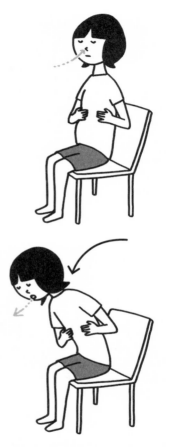

ポイント❷を左右の手でそれぞれ押さえ、３秒間で鼻から息をできるだけ多く吸いこみ、おなかを膨らませます。

④

親指以外の４本の指でポイント❷をグッと押し（肋骨の一番下の骨の内側に差し込むイメージで）、体を前へ倒しながら、１０秒間かけて口から息を吐き、おなかを凹ませます。息を吐ききったら、上体を戻します。③④を３回くりかえしましょう。

⑤ これまでと同様にポイント❸を左右の手でそれぞれ押さえて、３秒間で鼻から息をたっぷり吸いこみ、おなかを膨らませます。次にポイント❸をグッと押し、上体を前へ倒しながら口から息を吐きだし、おなかを凹ませていきます。これを３回くりかえしましょう。

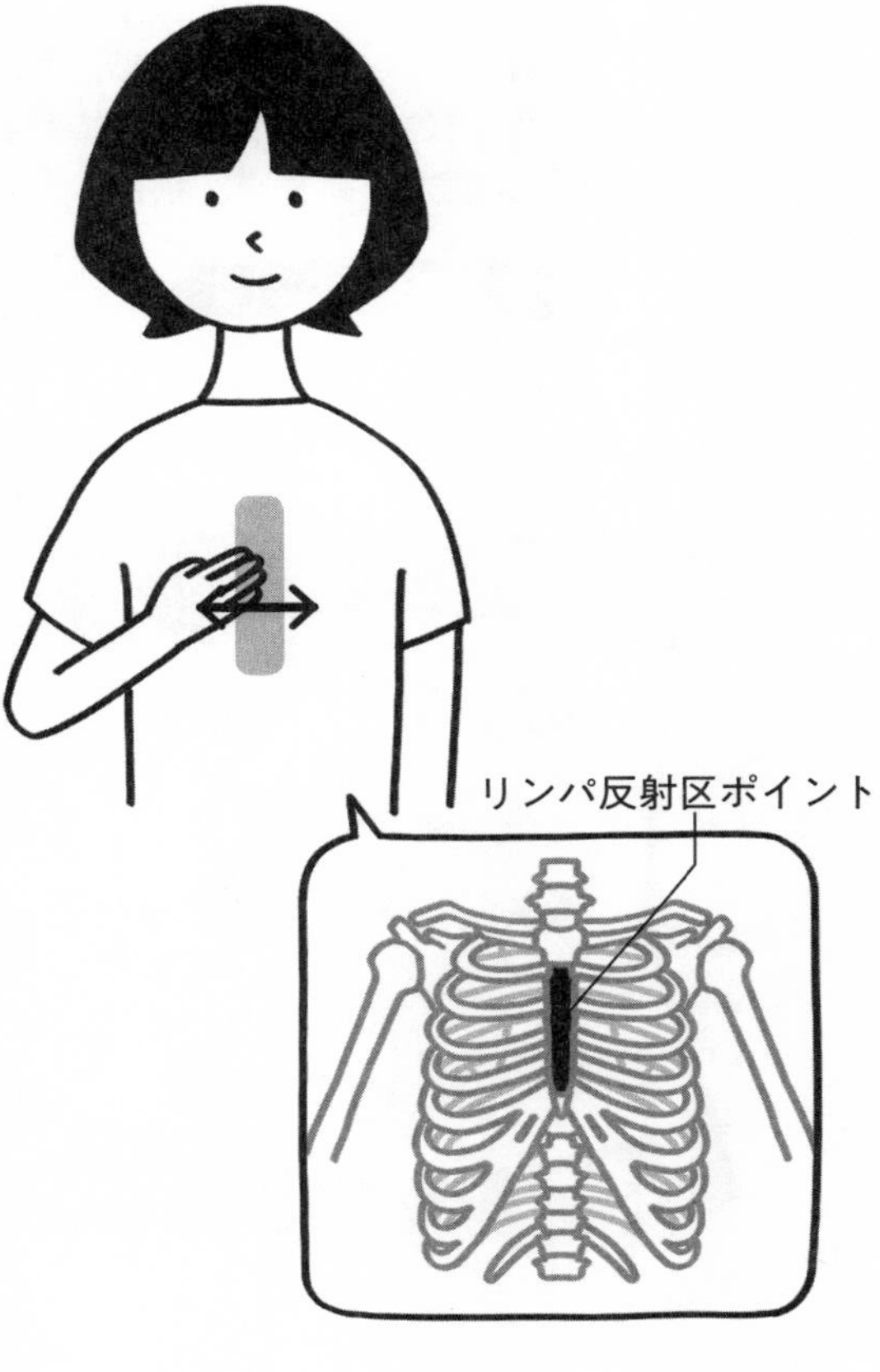

⑥ 最後は、胸の中央部にあるリンパ反射区ポイント、胸骨を上から順番にさすり、痛みを感じた場所があれば、そこを4本の指で左右に約1分ほど刺激します。この痛みは体を治していく際に発生する痛みなので、心配はいりません。

横隔膜ほぐし

応用編

９つのポイントを押しながら腹式呼吸をし、おなか全体をゆるめましょう。胃腸のポイントを押して刺激を与え、働きを整えることで免疫力が高まり、精神も安定します。

手を置くポイント

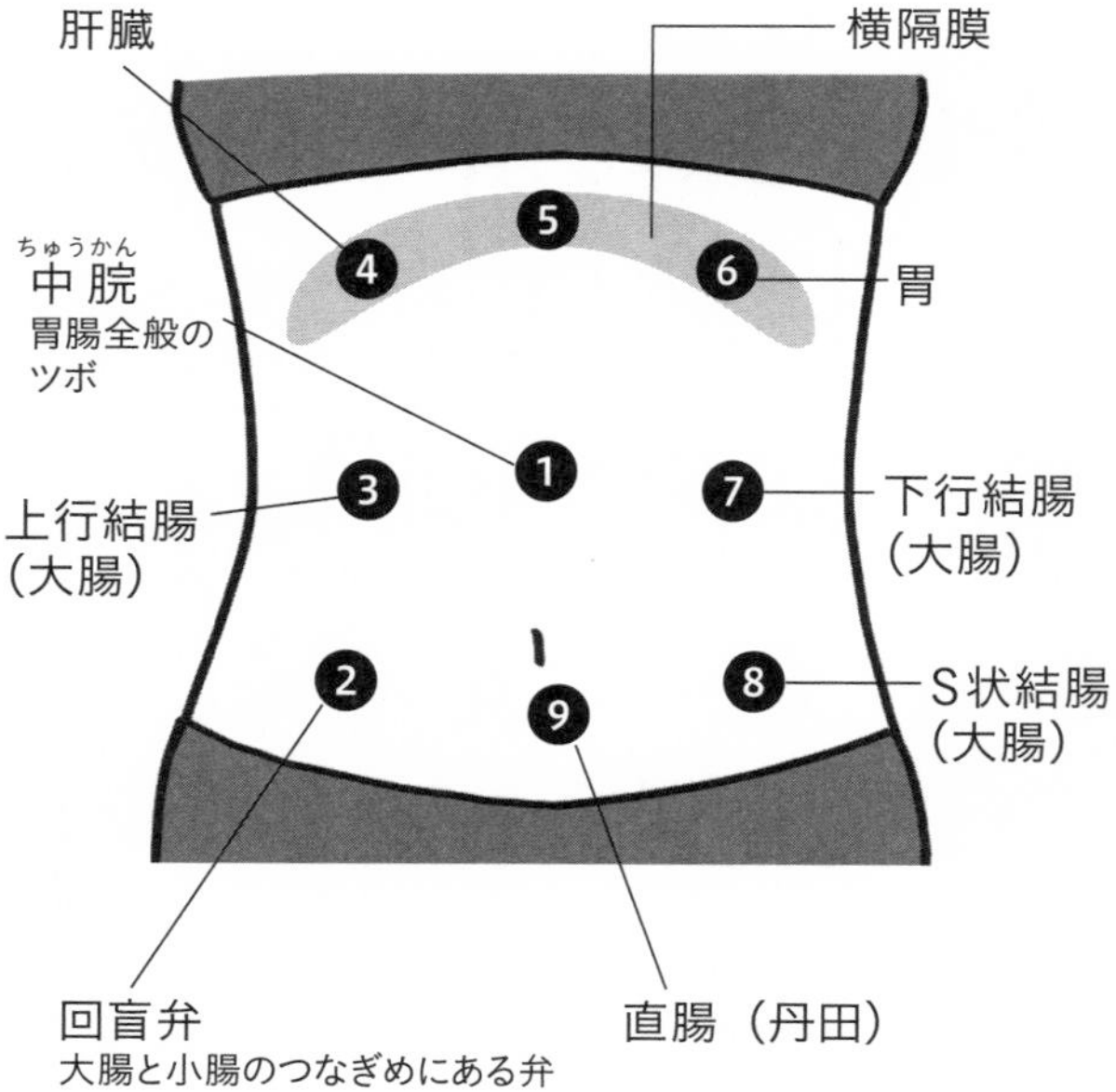

※妊娠中や内臓に疾患がある方は、ポイントを押さずに、ポイントにやさしく手を当てるだけにしましょう。それでも十分効果があります。

①

椅子の背にもたれかからないように、浅めに座ります。おへその上のポイント❶に両手を置き、３秒間で鼻から息をいっぱいに吸いこみ、おなかを膨らませます。

寝てやってもOK！
詳しくは80ページで。

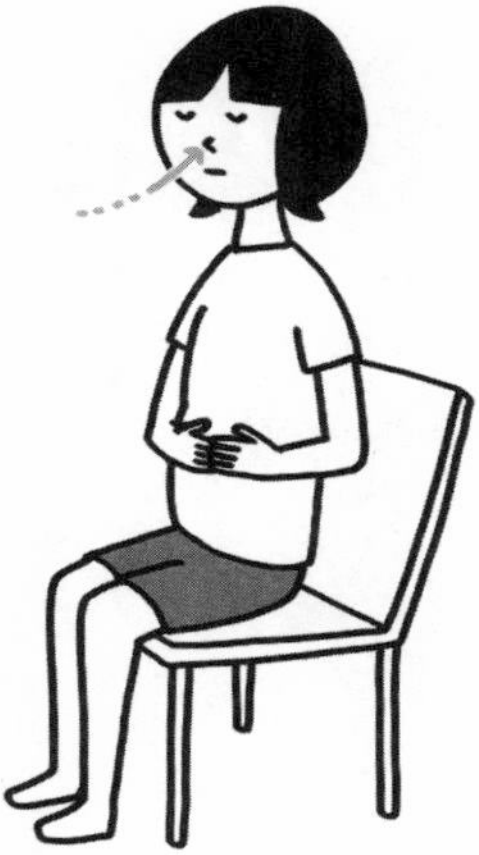

②

ポイント❶を押し、上体を倒しながら10秒間でおなかを凹ませつつ、口から息を吐きだします。息を吐ききったら上体を戻し、①②を３回くりかえします。

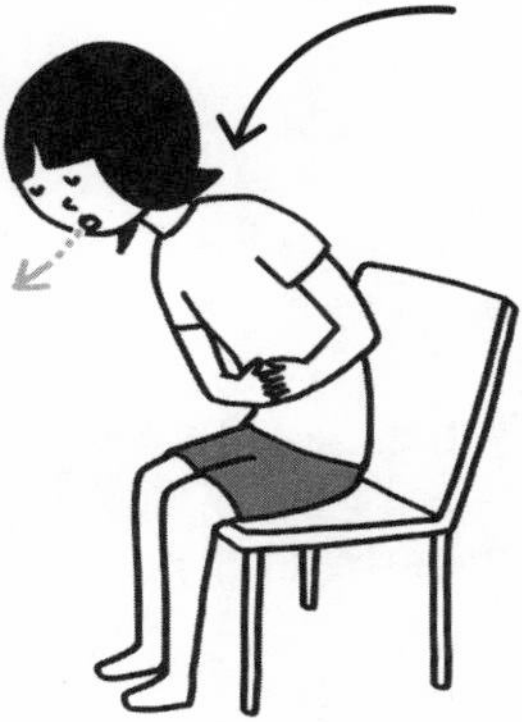

③

掌《てのひら》でおへそのまわりを円を描くように10回さすります。小腸を刺激するイメージで。

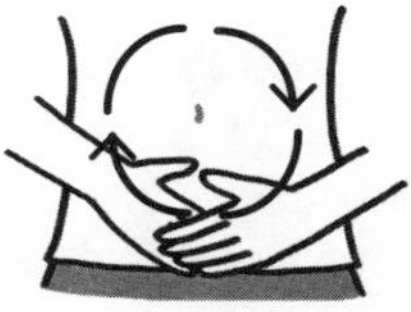

④

ポイント❷に両手を置き、3秒間で鼻から息をいっぱいに吸いこみおなかを膨らませます。

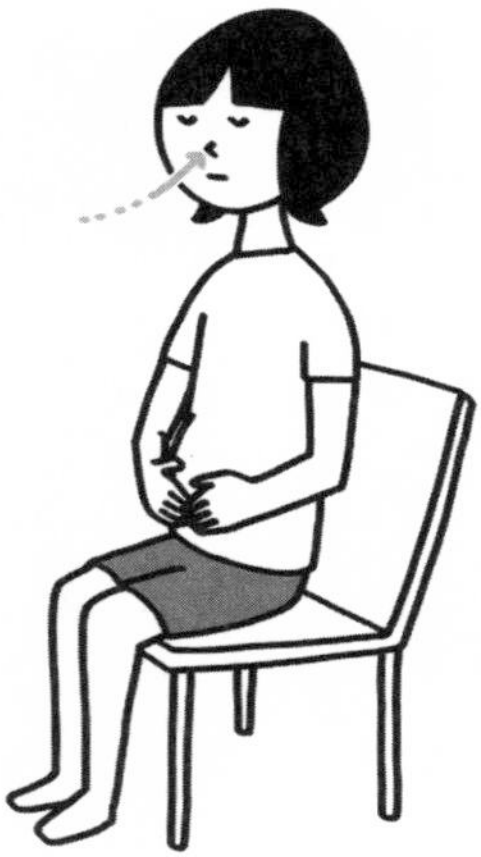

⑤

ポイント❷を押し、上体を前へ倒しながら10秒間で口から息を吐きだし、おなかを凹ませていきます。息を吐ききったら上体を戻し、④⑤を3回くりかえします。

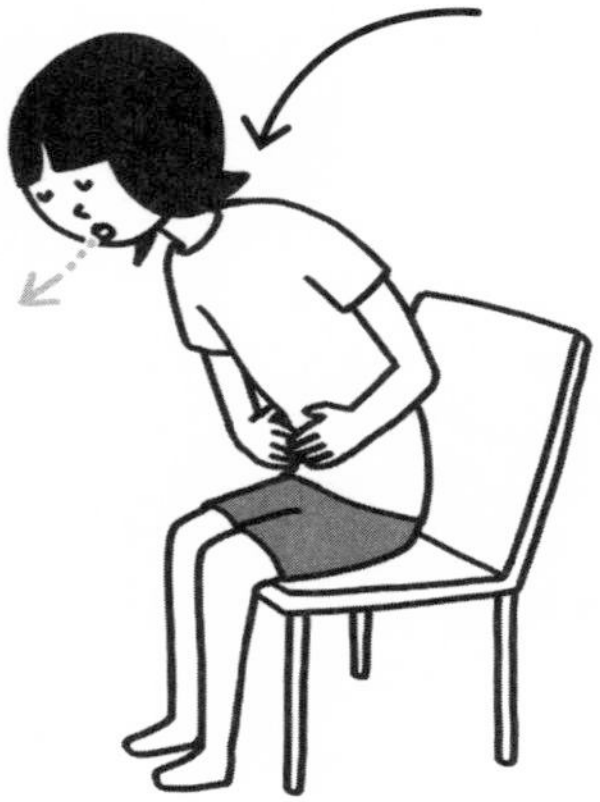

⑥ ポイント❸〜❾についてもポイント❷と同様に、3秒で鼻から息を吸っておなかを膨らませ、それぞれのポイントを押しつつ、上体を倒しながら10秒間かけて口から息を吐きだし、おなかを凹ませます。これをそれぞれのポイントで、3回ずつおこないます。

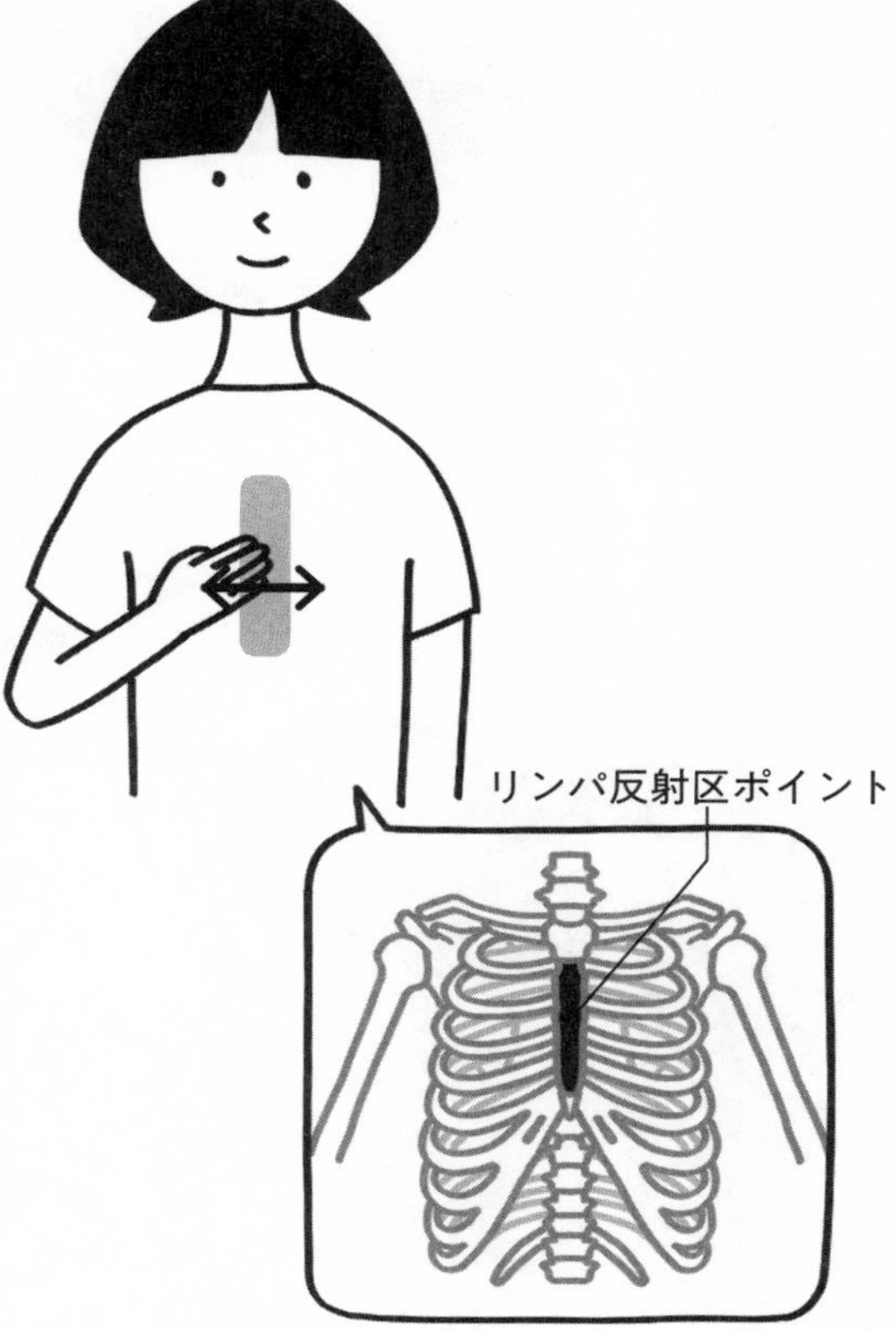

⑦ 最後は、胸の中央部にあるリンパ反射区ポイント、胸骨を上から順番にさすり、痛みを感じた場所があれば、そこを４本の指で左右に約１分さすって刺激します。この痛みは体を治していく際に発生する痛みで、心配無用です。

寝てやってもＯＫ

横隔膜ほぐしは［基本編］、［応用編］とも、寝てもできます。朝や晩にベッドで手軽にでき、入院中や寝たきりの方も試していただけます。

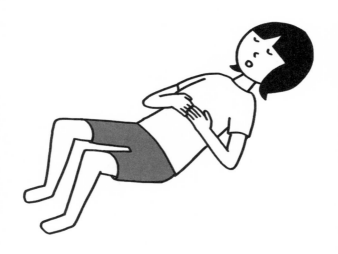

仰向けに寝て、体を安定させるために両足は肩幅に。おなかをゆるめるために両膝は立て、肩の力を抜くために肘は床につけます。目線はまっすぐ上で。この状態で70～79ページのウォーミングアップと横隔膜ほぐしをおこないます。寝ておこなうときは、息を吐くとき上体を前に倒す必要はありません。

※妊娠中や内臓に疾患がある方は、ポイントを押さずに、ポイントにやさしく手を当てるだけにしましょう。それでも十分効果があります。

プラスαの体操

① ぶるぶる体操【下半身】

膝を使って上下運動するだけの簡単エクササイズです。地に足をつけたままでする縄跳びのようなもの。太ももを刺激し、全身のリンパの流れも高めます。

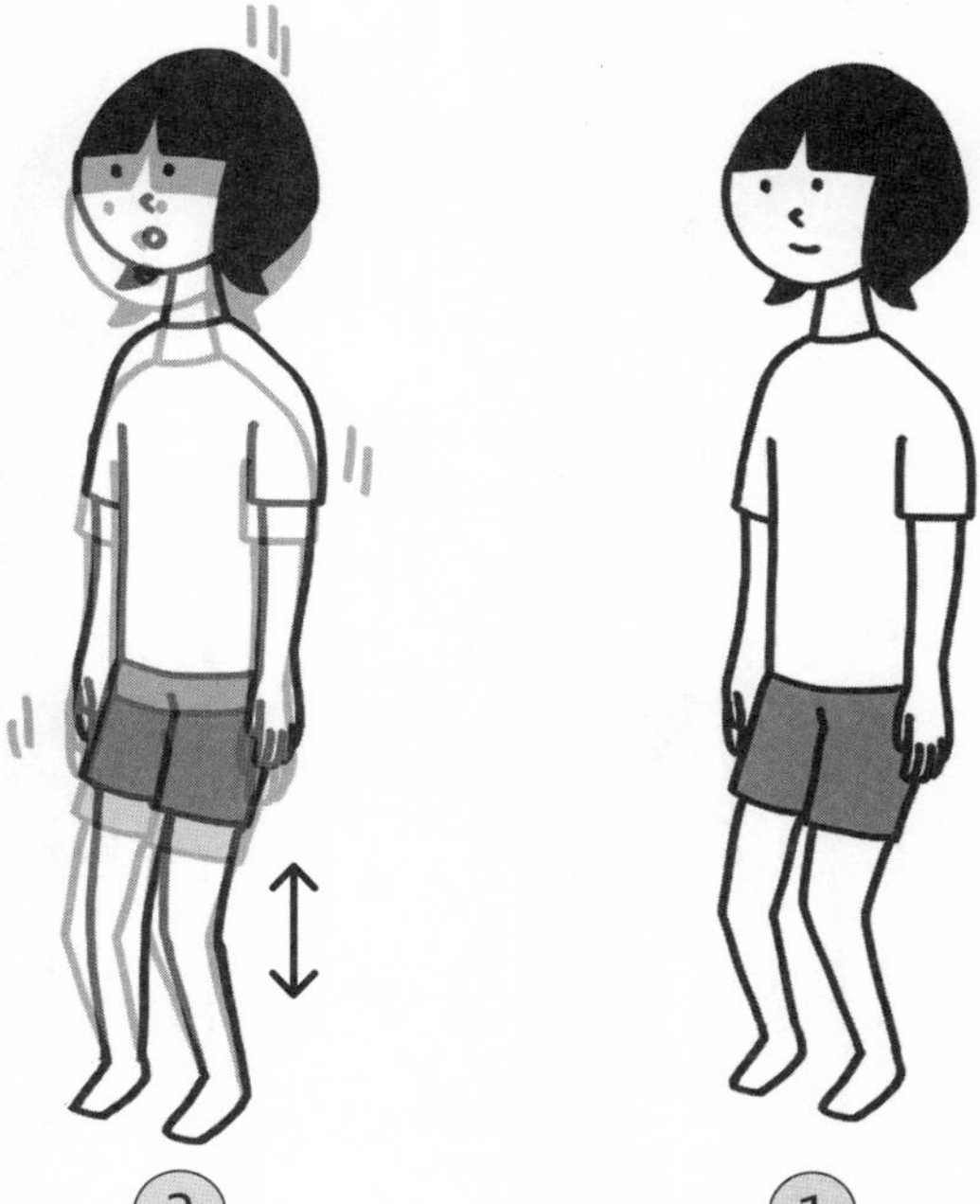

①

両足を肩幅に開き、上半身の力を抜いて、膝を少し曲げて立ちます。膝を軽く曲げると、股関節もゆるみます。

②

息を「フッフッ」と吐きながら膝を細かく曲げ伸ばしします。バネのように上下に体を動かすイメージで。30秒～1分ほど続けます。大好きな曲をかけ、それに合わせておこなうのもよいでしょう。

プラスαの体操

② クロスタッチ【下半身】

歩くのに必要な大腿四頭筋と大腰筋、腸腰筋を強化します。足の上がりが少しでもOK。下腹部がすっきりして、脳も活性化し認知症の予防に。手と足が連動したスムーズな動きが可能になります。

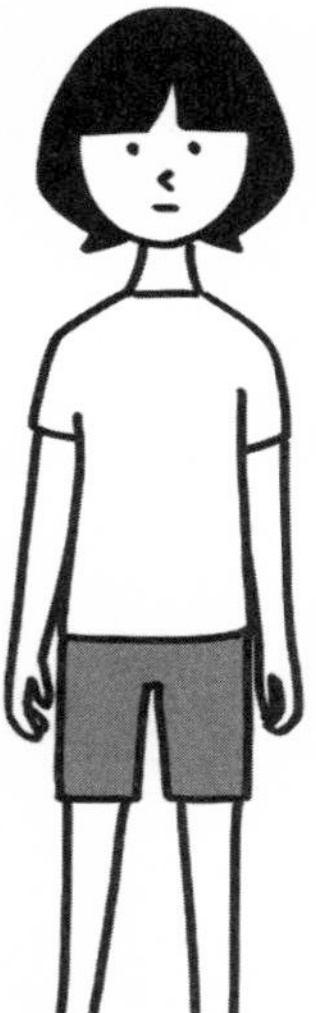

1

肩幅に足を開き、肩の力を抜いて、背筋を伸ばして立ちます。

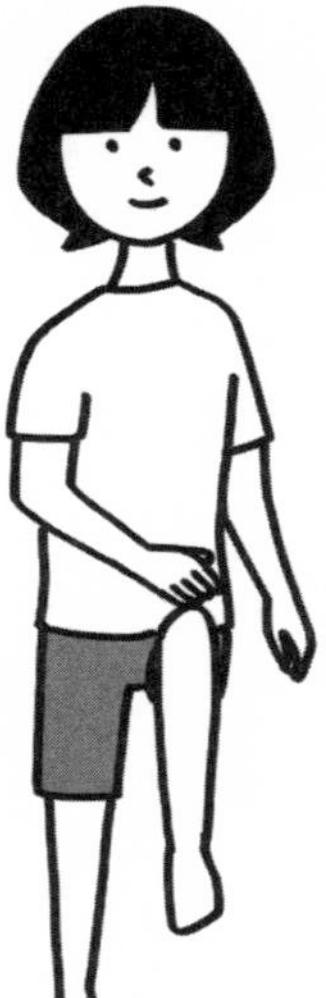

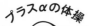

2

左のももを腰の高さまで引きあげ、右手で左膝にタッチし、左手は後方へ引きます。ももが腰まで上がらなければ、低い位置でもOK。

③

次に、右のももを腰の高さまで引きあげ、左手で右膝にタッチし、右手は後ろへ引きます。

④

②③をリズミカルに30秒〜1分ほどくりかえします。慣れてきたら、お気に入りの曲をかけながら、1曲終わるまで続けましょう。

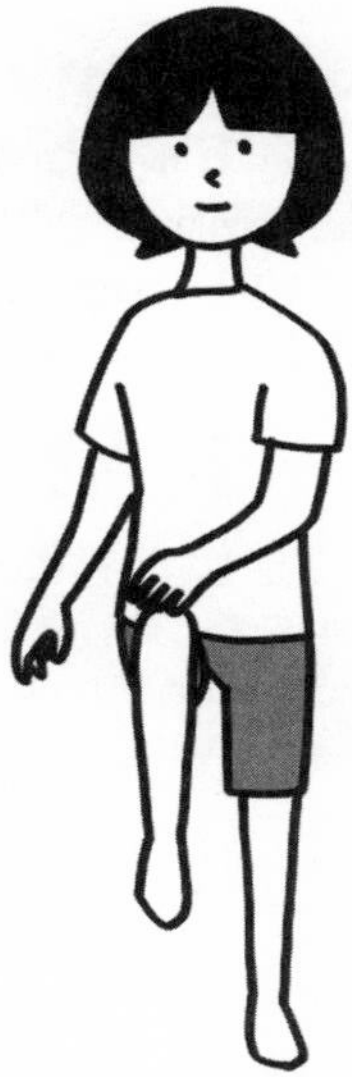

座ってやってもOK

膝をみぞおちの高さまで上げられたら理想的。数センチしか上がらなくても、とにかく続けること。

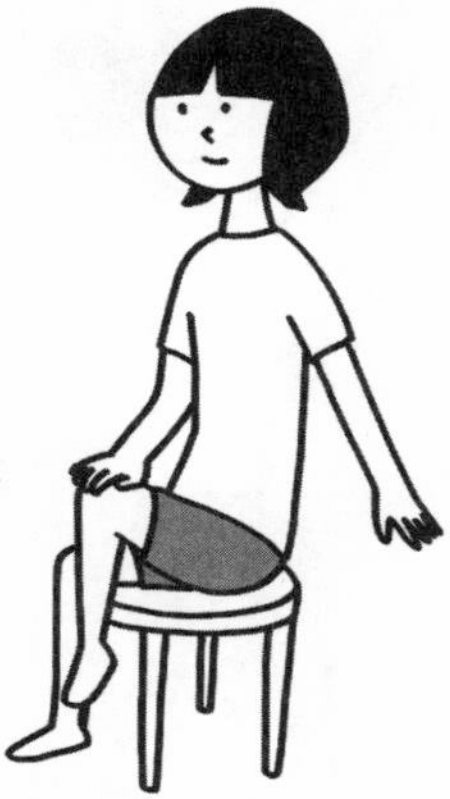

プラスαの体操

③ 鳥《とり》船《ふね》運動【上半身】

櫓《ろ》をこぐように腕を動かすエクササイズ。広がった肩甲骨を寄せ、仙腸関節や股関節の歪みも正します。背中にある褐色脂肪細胞を刺激するので、体温アップにも効果的です！ 肩甲骨を意識しておこないましょう。

①

右足を斜め前に出し、左膝を軽く曲げます。両腕は右斜め下に伸ばしましょう。胸は張り、猫背にならないように。

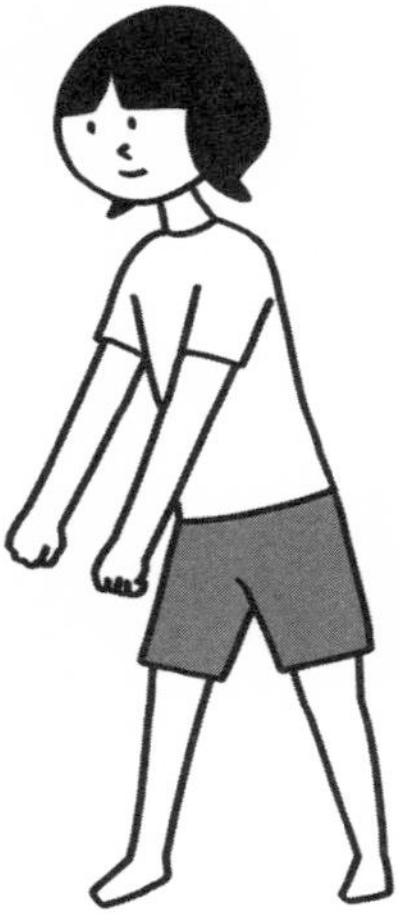

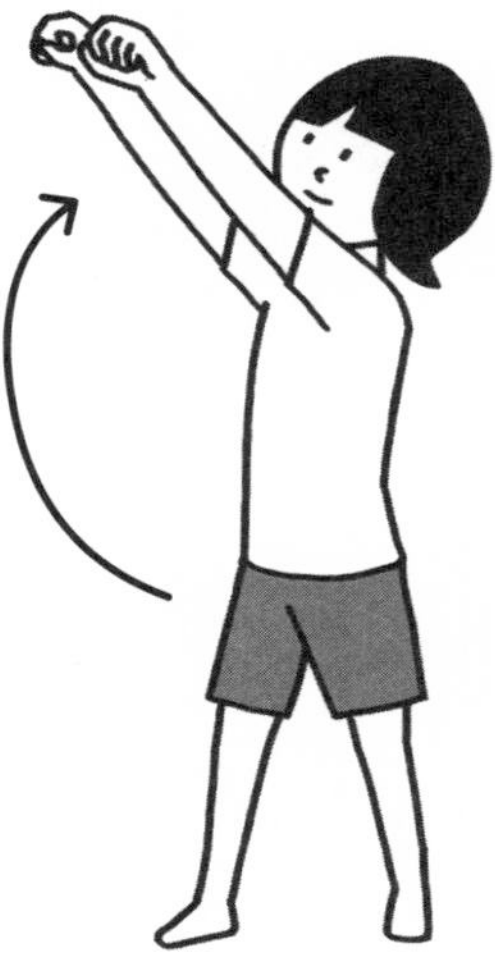

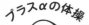

②

①の体勢から、体重を前の足に移しながら、両手を前へだしつつ、両手を頭上まで上げていきます。舟をこぐときに櫓（オール）を押しだすイメージで。このとき後ろの足が床から上がらないようにしましょう。

③

櫓をグッと引くときのように、体重を後ろの足に移しながら両腕を引きよせて、肩甲骨を寄せ、胸を張ります。前の足が床から上がらないように注意しましょう。

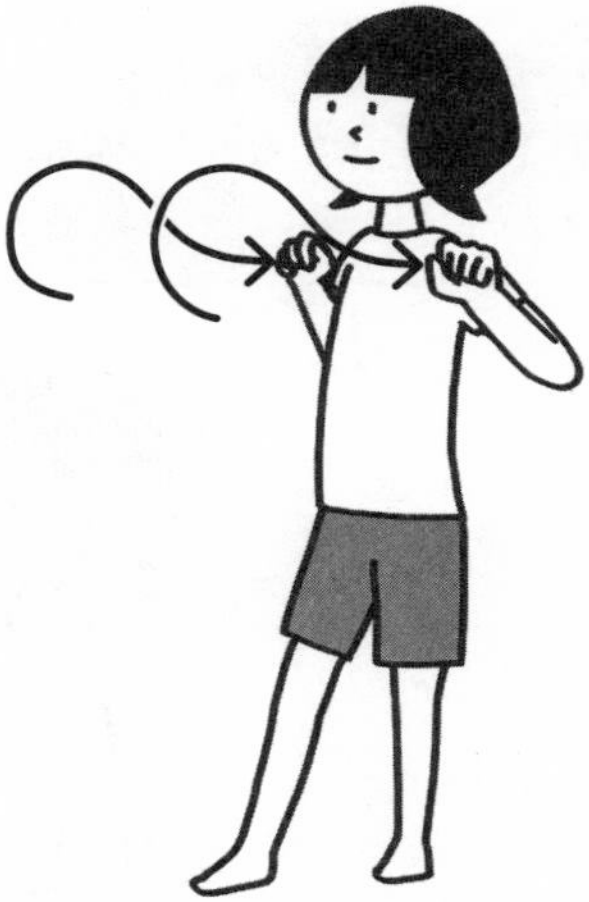

④

以上、①〜③を1、2分おこなったら、足を入れかえ、左足を前にして①〜③と同様に櫓をこぐイメージで体を動かします。

座ってやってもOK

足腰に自信のない人は座っておこないます。おへその下にある「丹田」を意識しておこなうと、より効果的です！

プラスαの体操

④ だるまさんのスワイショウ【上半身】

ひたすら両腕を前後に振るだけの簡単エクササイズ。わきの下に集中するリンパ節が刺激され、リンパの流れと血流がよくなることで免疫力が高まります。

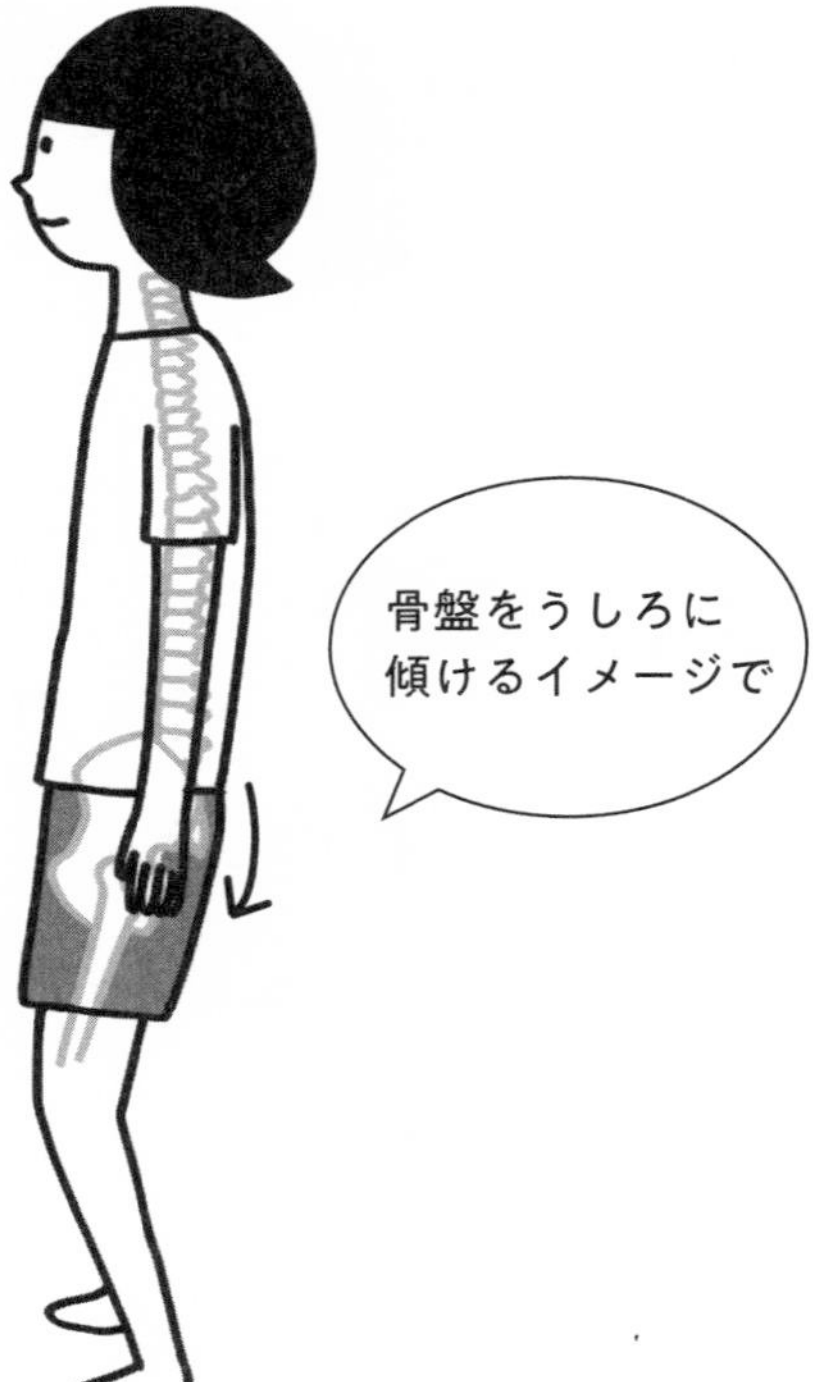

1 両足を肩幅に開き、膝を軽く曲げて立ちます。このとき、骨盤を少しうしろに傾けるよう意識しましょう。こうすることで肩の力が抜け、股関節がゆるみ、反り腰も防げます。

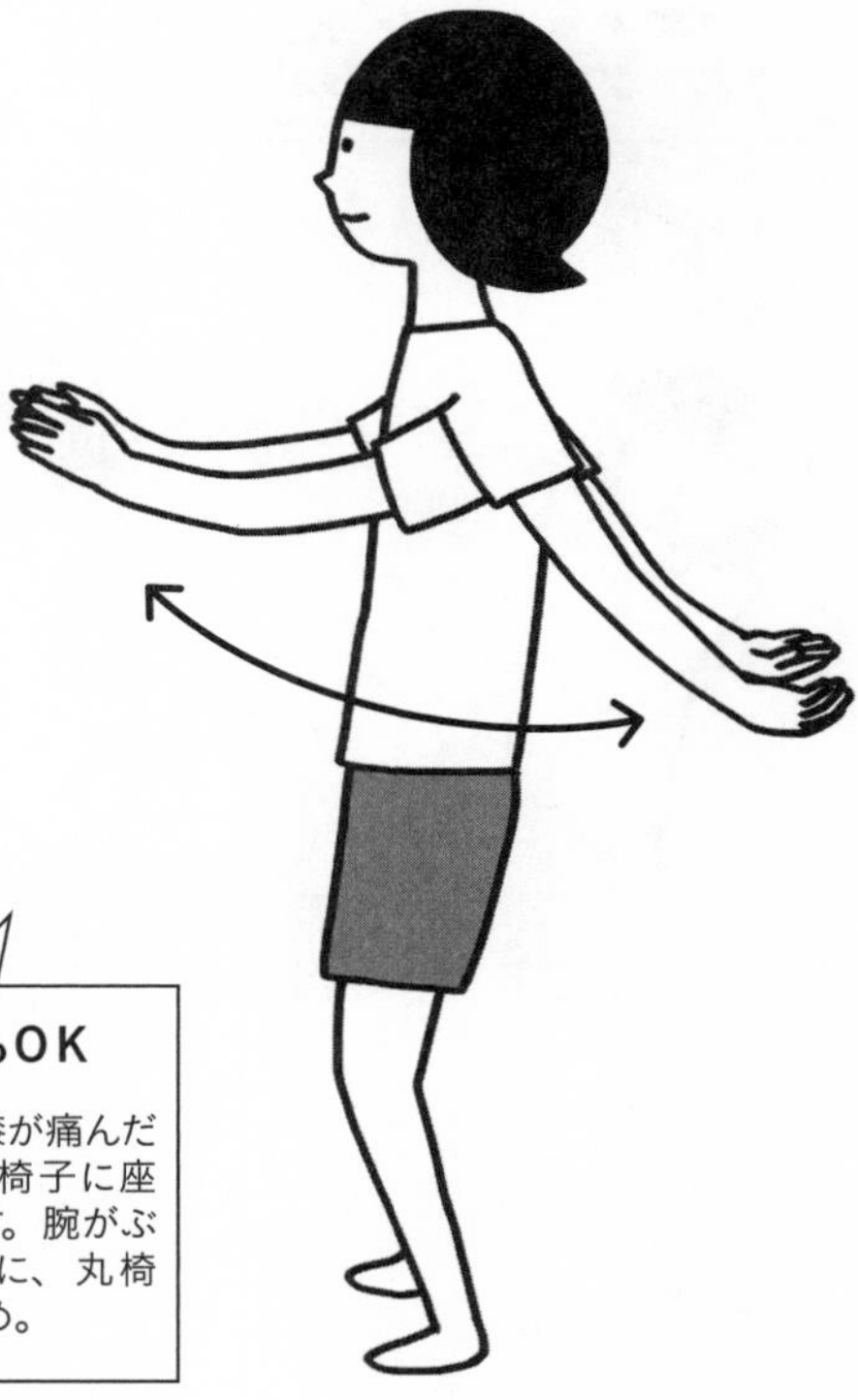

座ってやってもOK

立ったままだと膝が痛んだりする場合は、椅子に座っておこないます。腕がぶつからないように、丸椅子などがおすすめ。

2 両腕を大きく前後に振ります。振りあげようとはせずに、掌の重みを感じながらただ振るだけ。３分間を目安におこないましょう。好きな音楽に合わせておこなうのもよいでしょう。

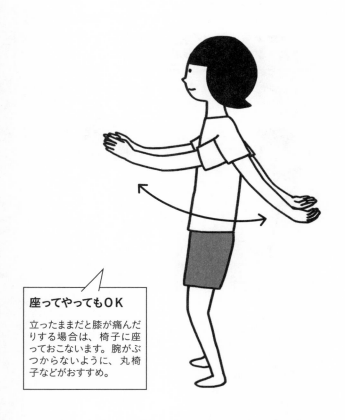

プラスαの体操

⑤ 肩甲骨落とし【上半身】

肩甲骨は上半身の要。加齢や運動不足で横に開いてしまった肩甲骨を引きよせるエクササイズです。姿勢がよくなり、ウエストの引き締め効果も！

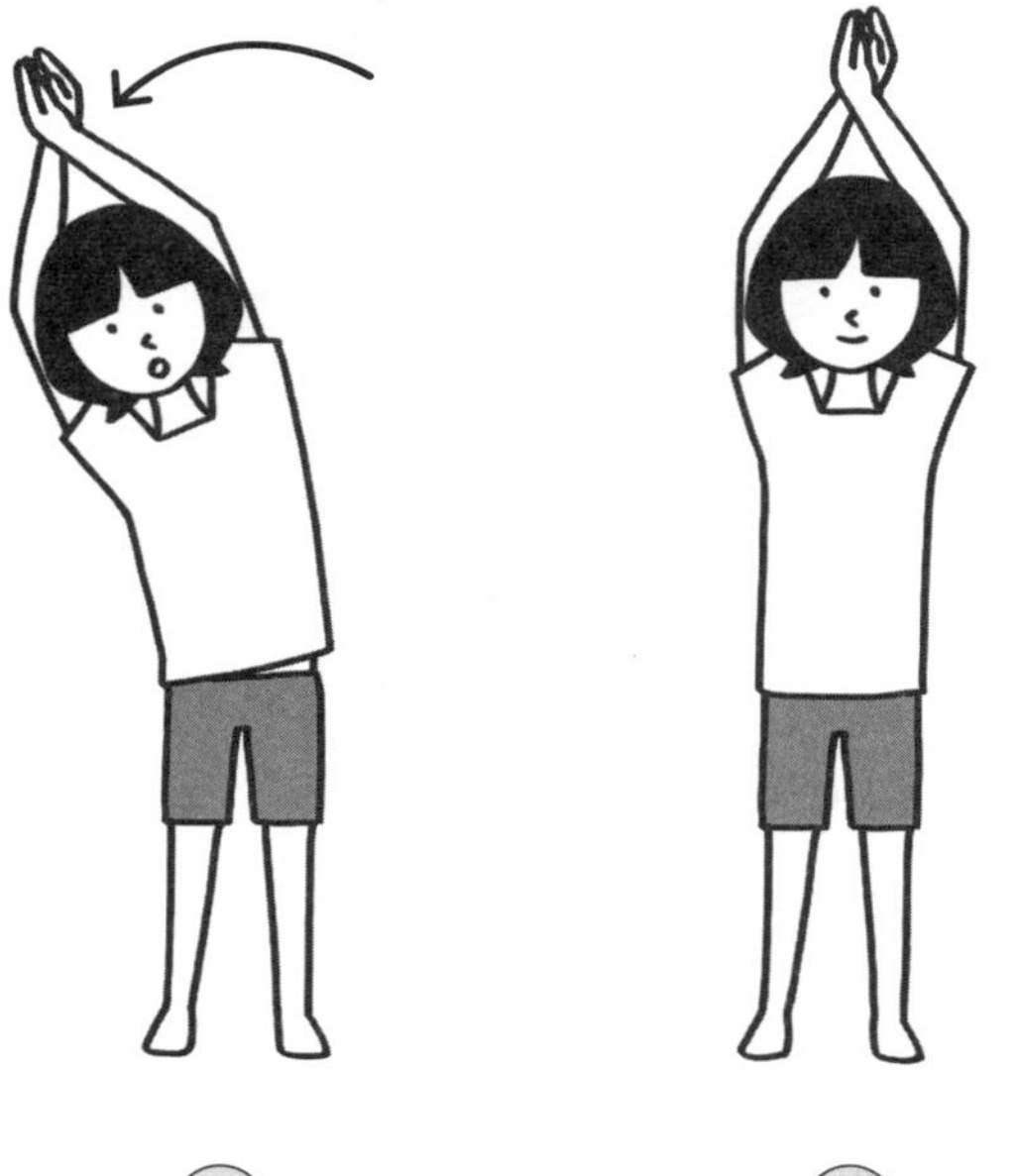

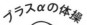

① 足を肩幅に開いて立ち、息を吸いながら、手首を交差させて手を合わせた状態で、両腕をできるだけ高く引きあげます。上半身だけでなく、おなかやお尻もすべてを上へ思いきり伸ばすイメージで。

② ①の体勢から息を吐きながら、上体を右へ倒します。左脇腹のストレッチです。息を吸いながら、①の位置に上体を戻します。

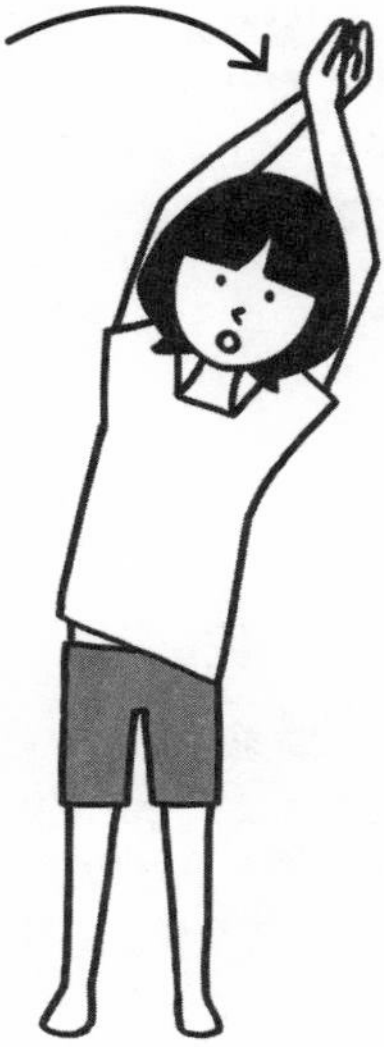

③

息を吐きながら、上体を左へ倒し、今度は右脇腹のストレッチ。息を吸いながら、①の位置に上体を戻します。

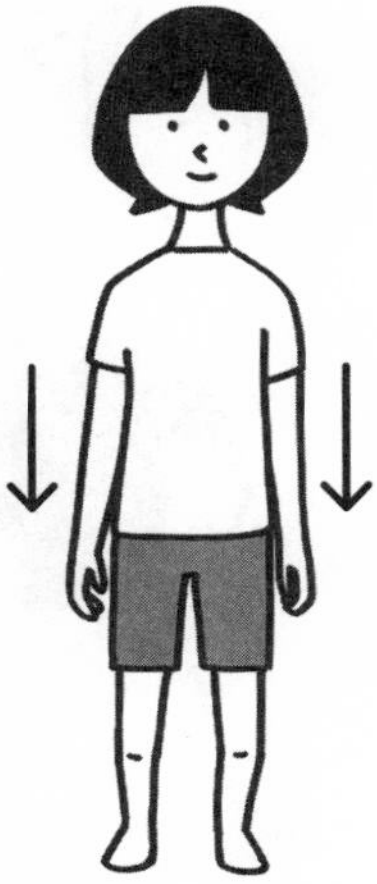

④

肩の力を抜いて、両腕をストンと下まで下ろします。このとき、膝をゆるめ軽く曲げます。

⑤

掌を下にした状態で肘を軽く曲げます。両腕が地面に対して45度の角度になるぐらいの位置に腕をセットしたら、肩甲骨を中央に寄せるよう意識しながら、両肘を後ろに10回引きましょう。

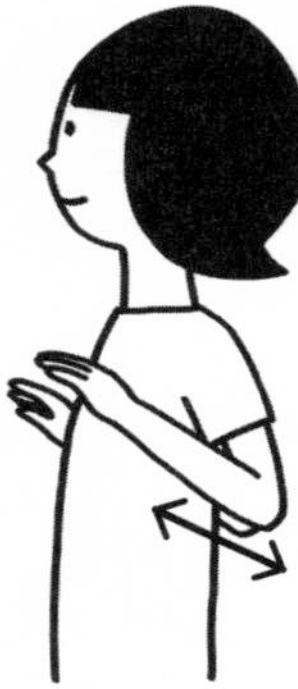

⑥

次に、掌を上に向け、両腕を曲げます。今度は両腕が地面と平行になるように。両肘を後ろに10回引きます。

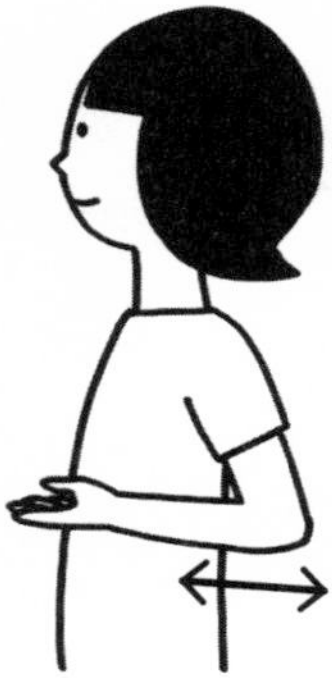

⑦ 以上、①〜⑥を3回おこないます。

第4章

転ばない、疲れない！やわらかな横隔膜が動ける体もつくる

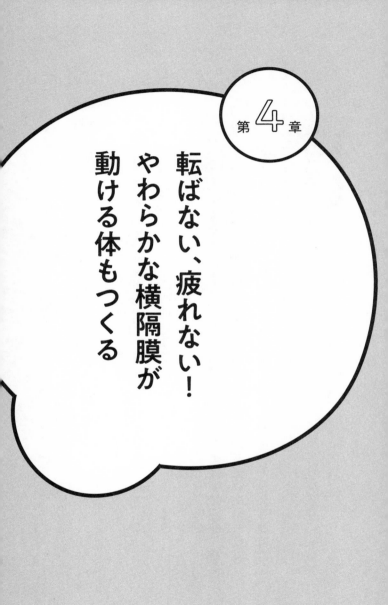

いくつになっても自分で歩ける体は「腹圧」からつくられる

ここまで、横隔膜ほぐしの実践法や深い呼吸を助けるその効果についてお伝えしてきました。横隔膜ほぐしには「呼吸を深くする」こと以外にも、もう1つ、きわめて重要な効果があります。

それが、腹圧を高めること。そして、腹圧を高められるかどうかは将来、寝たきりになるのを防げるかどうかの決め手になるといっても過言ではありません。

では、それほど重要な腹圧とは何を指し、どのようにしてつくりだされるのかをまずは見ておきましょう。

腹圧とは読んで字のごとく、「おなかの圧力」のことですが、解剖学の言葉を使えば、「腹腔《ふくくう》内の圧力」ということになります。

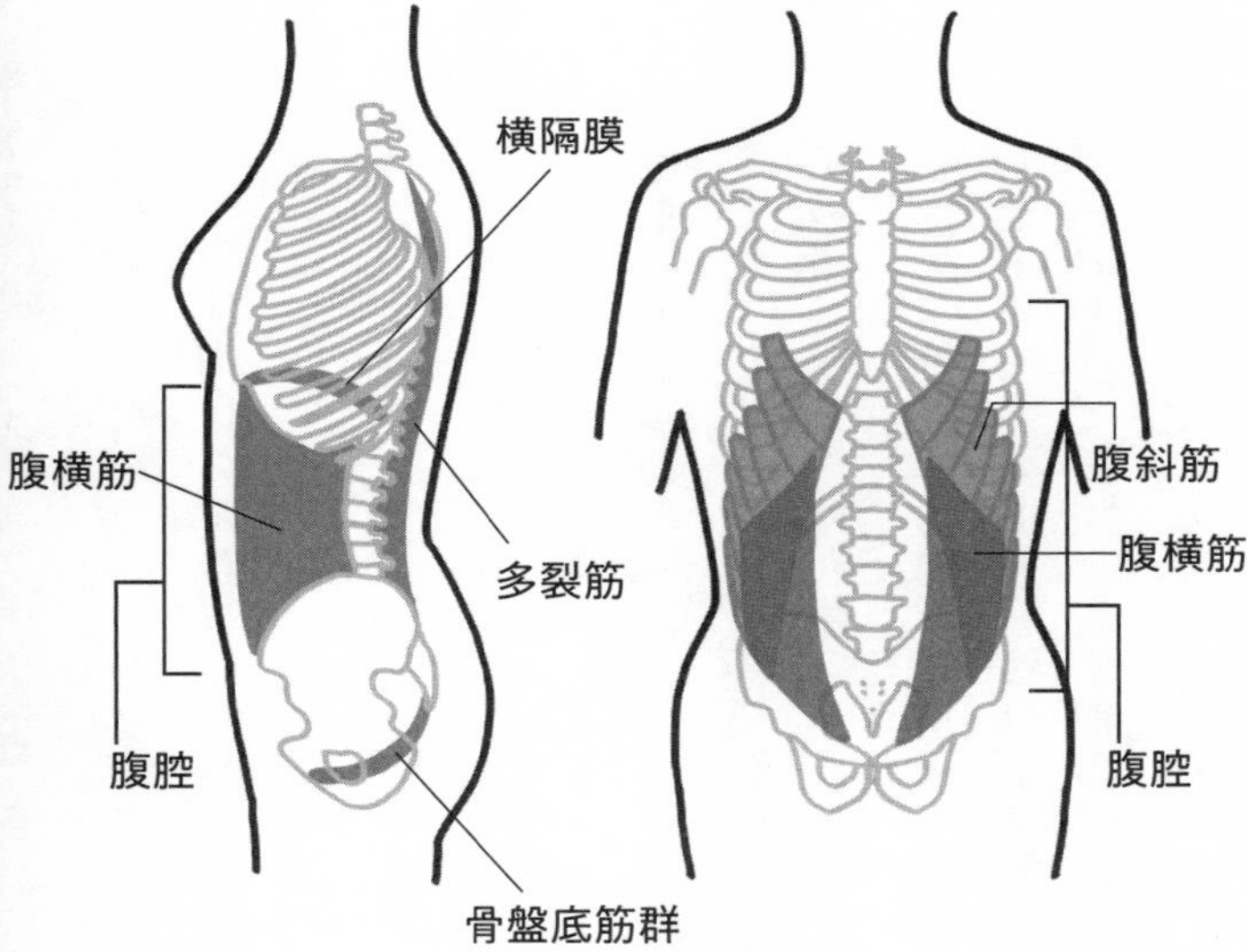

腹腔とは、横隔膜よりも下の腹部にあるスペースのことです。腹膜に包まれ、その中は液体成分に満たされています。腹腔の上部は横隔膜に、底部は骨盤底筋群に、それらに挟まれた前部には、深部にある腹横筋と腹斜筋に、そして、後部は背骨に沿って走る脊柱《せきちゅう》起立筋群《きりつきんぐん》のさらに深部にある多裂筋《たれつきん》におおわれています。

腹腔は筋肉でできたボール

をイメージしていただくと、わかりやすいかもしれません。

これら丈夫な筋肉におおわれた腹腔の中には胃、腸、肝臓、膵臓《すいぞう》、脾臓、腎臓などが収められていて、それらの臓器が消化、吸収、排泄、解毒をおこなっています。腹腔は、生きるために必要な新陳代謝の「中心地帯」なのです。

腹腔にはまた、女性では子宮や卵巣も入っています。腹腔は新陳代謝の中心地帯であると同時に、子孫を増やすための生殖の中心地帯でもあります。

このような重要な臓器の「入れ物」が腹腔であり、その腹腔の内部の圧力が腹圧です。そして、この腹圧は、横隔膜の上下運動によってつくられます。

横隔膜が弛緩すると、丸天井の部分が引きあげられるので、腹腔が広くなり、そのため、腹圧が低くなります。逆に、横隔膜が緊張して丸天井が押しさげられると、腹腔は狭まるために腹圧が上がるのです。

ただし、このとき、腹腔を成す他の筋肉、骨盤底筋群、腹横筋と腹斜筋、および多裂筋の協力も必要になります。つまり、横隔膜が収縮して圧力がかかったと

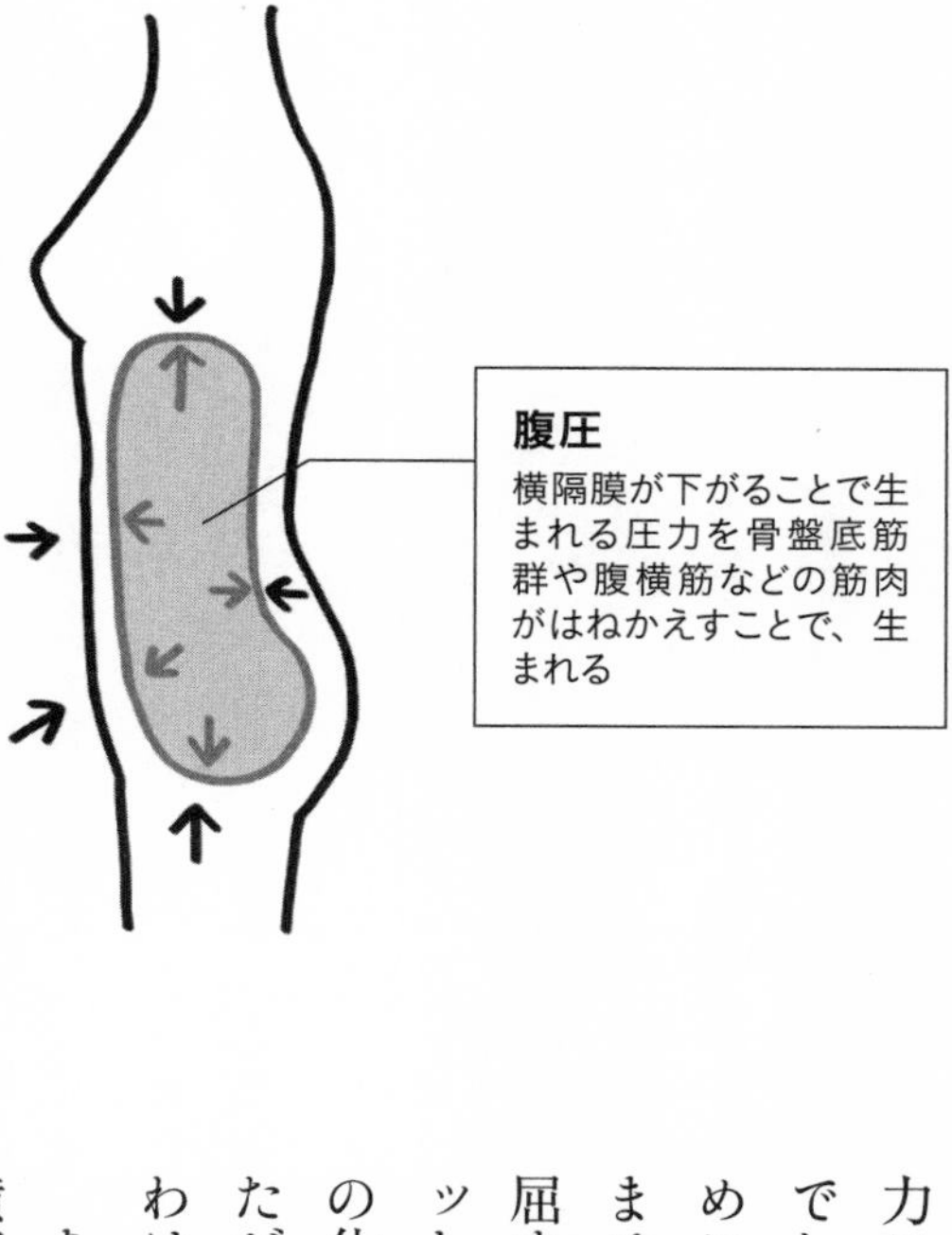
腹圧
横隔膜が下がることで生まれる圧力を骨盤底筋群や腹横筋などの筋肉がはねかえすことで、生まれる

きに、これらの筋肉がこの圧力に負けてプワーっと膨らんでしまえば、腹腔が広がるために腹圧を高めることができません。横隔膜からの圧力に屈することなく、それをギュッと受けとめられれば、腹腔の体積を広げないですみ、したがって、腹圧が高められるわけです。

　ちなみに、骨盤底筋群、腹横筋と腹斜筋、多裂筋は横隔膜がやわらかくほぐされて大きく上下に動くようになると、その刺激を受けて、強化されます。

反対に、横隔膜の動きが悪いと骨盤底筋群もゆるみます。骨盤底筋群がゆるむと、尿もれ、子宮下垂、直腸脱などを引きおこします。

横隔膜が腹腔の底部、前部、背面を支える筋肉たちの協力も得ながら上下運動をすること、とくに下がる動きをすることによってつくりだされる腹圧。それは腹部を支え、腰を支え、体幹を支えることになります。**腹圧は「自前のコルセット」としての働きをしているのです**。

また、腹腔には、後部に腰椎があるだけで、前側の腹部には骨がありません。もし、おなかに骨があったら、上体を後ろへ反ったり、横へ曲げたり、前へ倒したりすることはできません。腹腔が骨に囲まれていないのは、体をいろいろな方向へ自由に動かせるようにするためといえるでしょう。

この腹腔を、骨にかわって支えているのが腹圧です――。

さきほど腹腔を筋肉でできたボールにたとえました。ここに空気入れで空気を入れていくところをイメージしてください。空気が腹圧、そして、空気入れのハンドルが横隔膜にあたります。

ボールの空気が抜けている状態では、おなかから上の部分を立たせることができませんが、空気入れで空気を入れていくと、中の圧力が高まってボールが膨らんでいき、それにつれて、上体もだんだんと立ちあがっていきます。

そして、ボールという腹腔が空気ですっかり満たされて、パンパンに膨らんだとき、つまり、腹圧が高まったとき、おなかがしっかりと支えられ、体幹も安定することになります。

腹圧が高くて体幹が安定することは、重要な意味を持ちます。地球に対して垂直に立つことができるのです。20センチそこそこしかない小さな2つの足でピタッと地面をとらえて立て、すると、肩や首や腰や膝などに余分な力をかけずに、リラックスした状態で、自然体で立つことができます。

さらに、高い腹圧によって体幹が安定して、地球に対して垂直に立てると、体

が歪むことも、傾くことも、ずれることも、ねじれることも予防できます。

地球に対して垂直に立てることはまた、関節にとっても非常に重要です。私たちは1Gという大きさの重力をつねに受けながら生きています。しかも、この1Gの重力がかかることによって、関節は滑りがよくなるようにできているのです。ただし、それは、垂直に重力がかかるということが大前提です。

吉田勧持先生の著書『構造医学──自然治療のカギは重力にある！』でも、内側にオイルを塗った2枚のプラスチック板を合わせて、上から垂直に圧（力）をかけると滑りやすくなり、プラスチックの板がもっともスムーズに動くことが説明されています。これは関節でも同様で、垂直に重力がかかっていれば、関節もスムーズに動き、トラブルや痛みもでにくいのです。

関節の痛みに悩む方が多いのは、腹圧が低くて、地球に対して垂直に立てず、体が歪んでしまっているのが一因でしょう。

逆に、体重が垂直にかかって関節がスムーズに動くようになれば、腰や膝や首

プラスチック板のイメージ

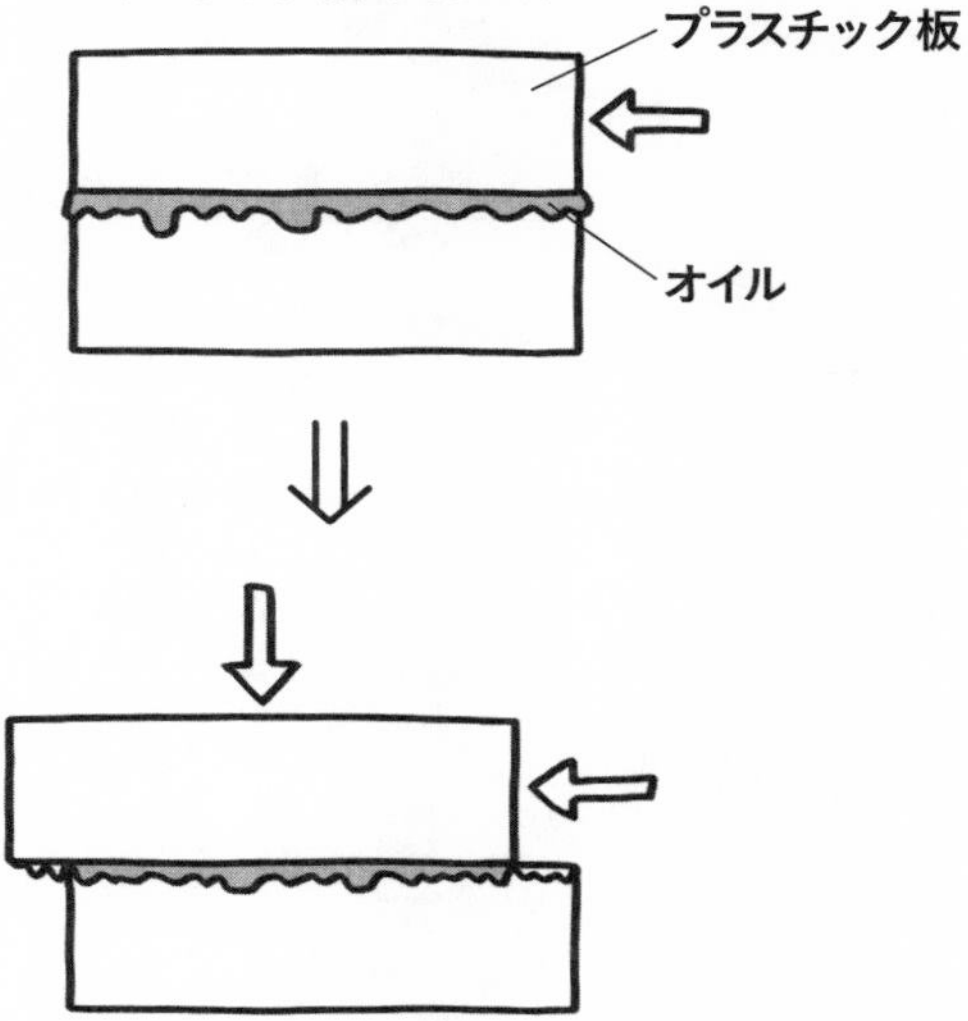

上から圧力をかけると
滑りやすくなる

などの関節の痛みを防いだり治したりすることにつながります。

ここまでをまとめておきましょう。

腹腔内の圧力、腹圧は骨盤底筋群、腹横筋と腹斜筋、さらに多裂筋の協力も得ながら、主に横隔膜の上下運動によってつくられます。横隔膜がやわらかくて大きく上下に動けば、高い腹圧が得られ、そのことによって体幹が安定し、私たちは地球に対して垂直に立つことができます。

また、地球に対して垂直に立てれば、体の歪みや傾き、ねじれなどが防げ、同時に、関節に1Gの重力が垂直にかかるために、関節の動きがスムーズになるのです。その結果、腰痛や膝痛などを根本的に予防し、治すことも可能になります。

腰痛、膝痛、肩こり……すべての原因は腹圧にある

「ロコモティブシンドローム」という言葉を聞いたことがおありでしょう。

ロコモティブシンドロームとは、筋肉や関節、骨といった運動器が衰えることによって、歩行困難などの要介護になるリスクが高まる状態のことをいいます。

その状態を放置していれば、やがて寝たきりになる可能性も高くなります。

椎間板ヘルニア、脊柱管狭窄《きょうさく》症、圧迫骨折、変形性膝関節症、変形性股関節症……。これらの症状は腰痛や膝痛などを引きおこします。

どれも命にかかわるような病気ではありませんが、だからといって、軽くみなすことはできません。いずれも、ロコモティブシンドロームから寝たきりにいたる可能性のある症状なのですから。

腰痛や膝痛の原因の1つに、腹圧の低下からくる体の歪みがあります。では、腹圧の低下と、それによる体の歪みはどのようにして腰痛や膝痛を引きおこすのか。そのメカニズムについてお話ししましょう。

腰痛や膝痛だけでなく、股関節痛も、背中の張りも、首のこりも肩こりも、その元凶は、腹圧の低下による体の歪みですが、中でも、骨盤が歪むとその影響は全身におよびます。二足歩行の人間にとって、骨盤は建造物の土台にあたるためで、土台が歪めば、全身のさまざまな部位にその歪みが伝播《でんぱ》するのです。
あらゆる運動器の痛みの「震源地」が骨盤の歪みといってもいいでしょう。
たとえば、103ページの図のように高い腹圧をかけられる人は、背骨がゆるやかなS字カーブを描いています。このような理想の姿勢では、骨盤はまっすぐに立てられます。

ところが腹圧が弱いと、背骨を正しい状態に保てず、骨盤は前傾してしまい、お尻が突きでた「出《で》っ尻《ちり》」の姿勢になります。このような姿勢では、腰の部分のカーブが深くなり、そのため、腰に余計な負担がかかって、腰痛の原因になるのです。

また、腹圧が低いと、姿勢が悪くなり重心が前にいってしまうので、膝にも負担がかかり、いずれ膝が痛みだすでしょう。

では、首のこりや肩こりはどうでしょう。

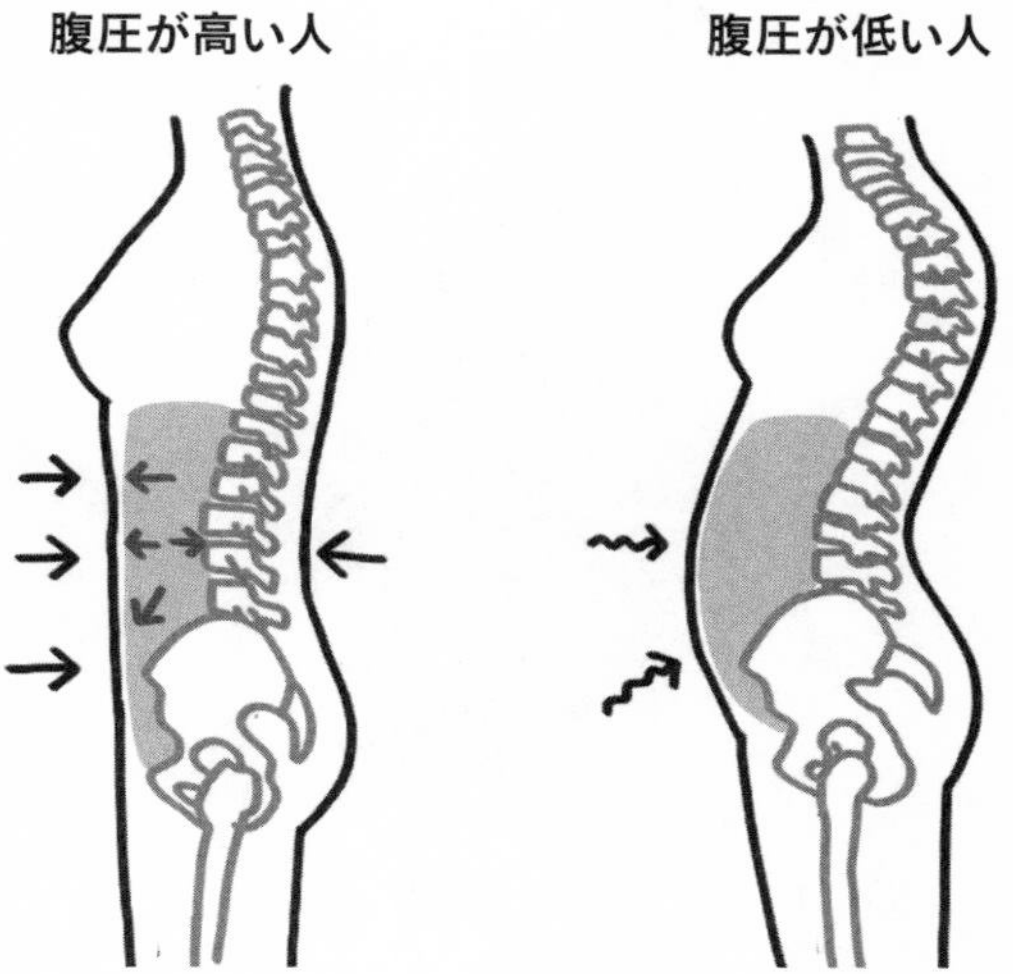

体幹が安定し、
よい姿勢を保てる

背骨を正しい状態に保てず、
骨盤は前傾。
おなかがでて、姿勢が悪くなる

背骨は骨盤の仙骨につながっているので、腹圧がしっかりとかからずに骨盤が歪めば、それに連動して背骨も歪み、背骨のこの歪みが背中や首に張りや痛みを生じさせます。

また、背中の痛みに関しては、腹圧の低下そのものが直接的に関係してもいます。体幹は腹圧だけでなく、背骨に沿って走る筋肉「脊柱起立筋群」にも支えられています。

そのため、腹圧が弱いと、そ

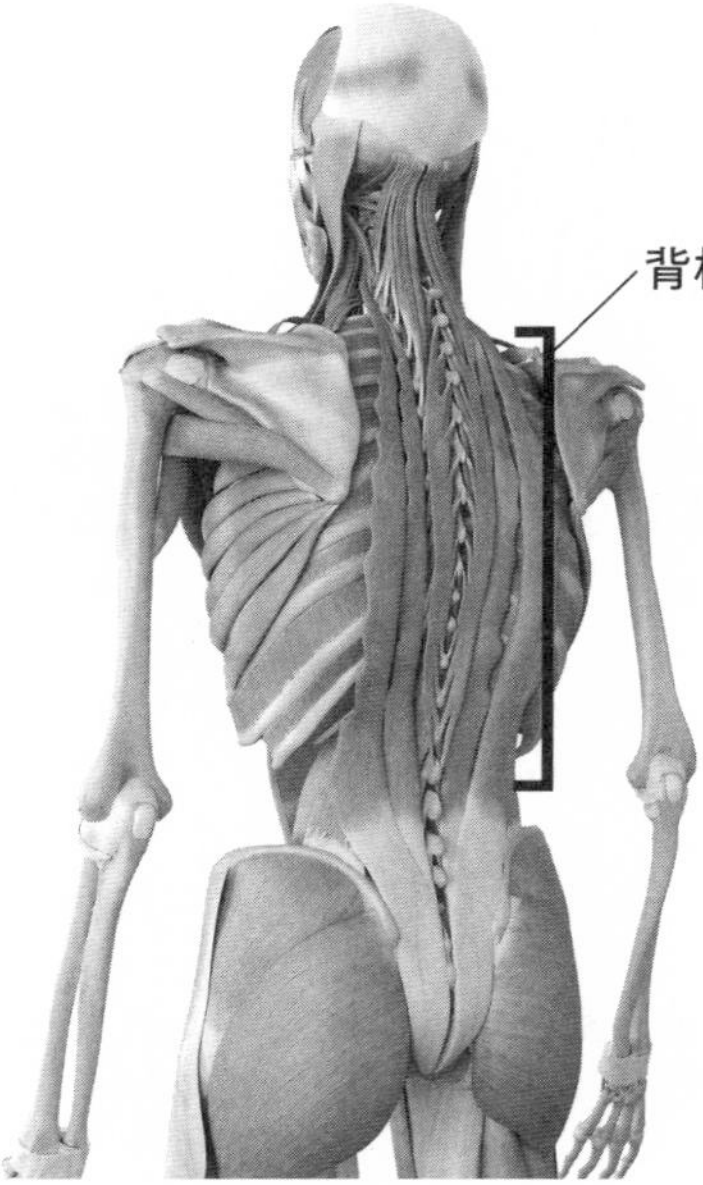

の分、脊柱起立筋群への負担が重くのしかかり、その代償として背中が痛んだり、張ってくるのです。

このように、腰痛も膝痛も、肩こりや首のこりも、背中の張りも、その多くの根本原因はすべて腹圧の低下による体の歪みなのです。

ところが、一般的にはそのようには考えられていません。

現代医療には体の歪みを整

えるという発想がそもそもありませんし、病院では歪みを調整するとりくみはおこなっていません。

医大などの学校では、体の歪みと病気や痛みの関係についての授業はないのですから、仕方ありません。

また、腰が痛ければ腰、膝が痛ければ膝、首が痛ければ首、というように「部分」を診て、「部分」を治療するのが現代医療の実情です。ですから、結局は対症療法で終わってしまいます。

現代医療には非常にすぐれた点がたくさんありますが、腰の痛みなどの慢性疾患では体を部分ではなく、全体的に診て、トータルなものとしてとらえて治していく必要があります。

1つの部分は他の部分と連動し、影響しあいながら機能しているのですから、痛い部分だけを治療しても根本的な治療にはならないわけです。

腰の痛みも膝の痛みも、その根本原因に働きかけることで、はじめて痛みの元を断つことができます。

この場合の根本原因は腹圧の低下と体の歪みでした。**ですから、痛みを元から断つためには、腹圧を高め、歪みを整えること。そして、腹圧を高めるための方法が、横隔膜ほぐしなのです。**

「腰椎椎間板ヘルニア」に関する驚きの調査結果

背骨に沿って走る脊柱起立筋群などとともに体幹を支えているのが腹圧。その腹圧が低下することで、体が歪んで発生する痛みや不快症状の中でも、多くの高齢者が悩まされているのが腰痛と膝痛でしょう。この2つは重症化すれば、寝たきりに直結しかねないものだけに、不安を感じている方も多いはずです。

腰痛や膝痛が起きれば、痛みで歩くのがつらくなり、外出の機会も減るでしょう。すると、筋肉が徐々に使われなくなり、使われない筋肉は衰えていきます。最終的には歩くことがいっさいできなくなり、寝たきりになってしまうことも少なくないのです。

腰痛と膝痛の中でもとくに多いのが、腰椎椎間板ヘルニアと、そして、変形性膝関節症です。

この2つに関して、最終的には手術によって治すしかないというのが現代医療での主な考え方ですが、そんなことはありません。横隔膜ほぐしで腹圧を高めて、体の歪みをとれば、改善しますし、完治も可能なのです。

では、ここからしばらくは、多くの高齢の方たちが悩んでいらっしゃる腰椎椎間板ヘルニアと変形性膝関節症に絞って解説していきましょう。なるべく手術を受けないためにも、ぜひ知っておいていただきたいと思います。

まずは、腰痛の代表選手、腰椎椎間板ヘルニアから始めましょう。

ヘルニアとは「飛びだしている」という意味。椎間板が飛びだしている状態が、「椎間板ヘルニア」です。

背骨はブロック状の椎骨という骨が積みかさなって形づくられています。1つひとつの椎骨のあいだにはゼリー状の椎間板という軟骨があって、クッションの役割をしており、この椎間板が変形し、組織の一部が飛びだして、神経を圧迫するために腰が痛むというのが、現代医療の解釈です。

しかし、椎間板ヘルニアには、多くの方が知らない事実があるのです。まず、驚きの調査結果からお伝えしましょう。

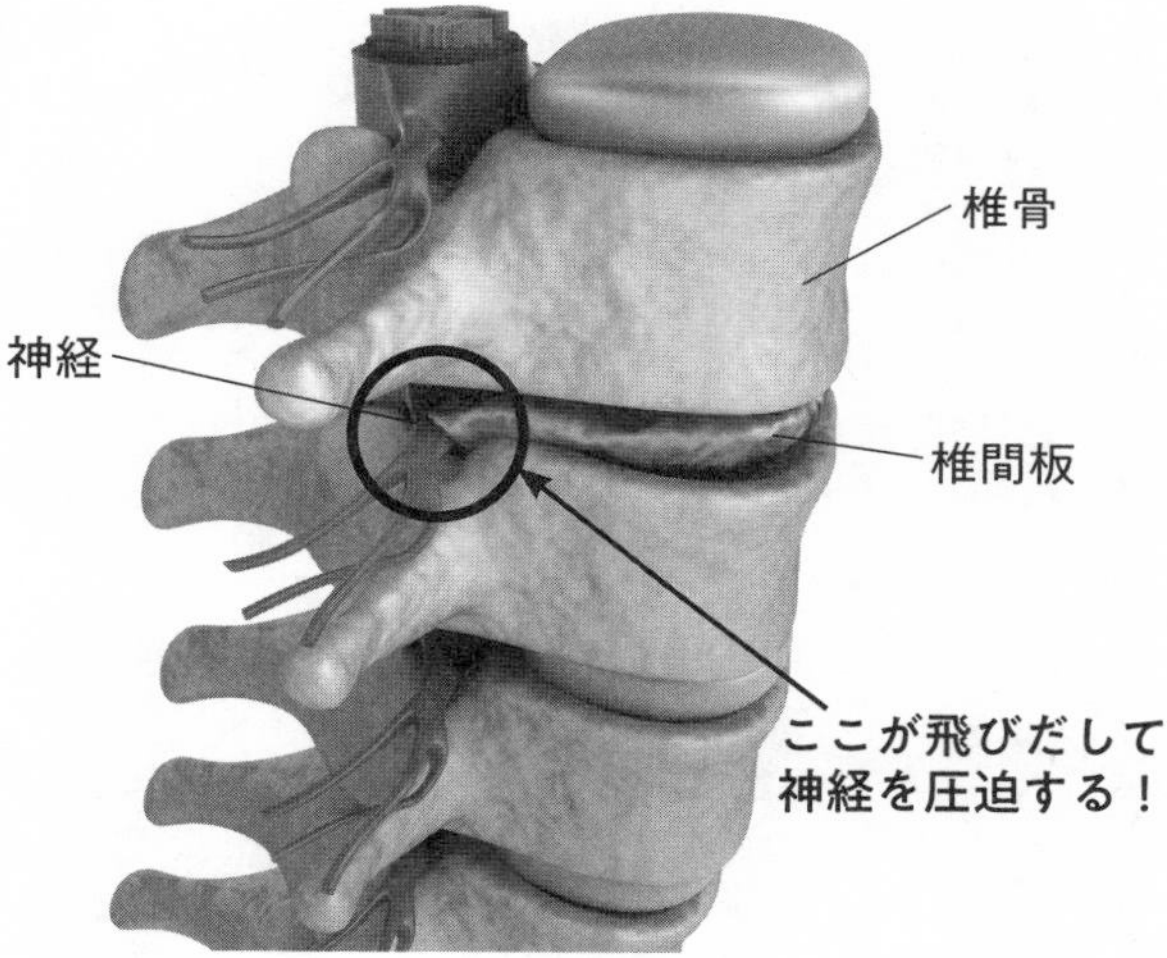

米国の医学雑誌『ニューイングランド・ジャーナル・オブ・メディシン』によると、腰痛の自覚がない98人の男女の体を検査したところ、8割の方は椎間板になんらかの異常があったというのです。椎間板が飛びでていたり、膨らんだり、隆起していたりしても、腰痛の自覚がなかったというのですから驚きです。

この調査結果をふまえると、椎間板に「椎間板ヘルニア」

と分類されるような異常があったとしても、かならずしも腰痛が起きるとは限らないといえます。

もちろん、椎間板ヘルニアは腰痛の原因の1つではありますが、多くの人たちにとって、ヘルニアが腰痛の原因になる可能性はそこまで高くないと考えてもよいのではないでしょうか。

実際、椎間板の飛びだした部分をメスやレーザーなどで除去しても、あいかわらず腰の痛みがとれない患者さんが多くいるのです。つまり、そのような患者さんでは、腰痛の原因がヘルニア以外にあるということです。

では、痛みの原因は何なのでしょう。答えは、もうおわかりですね。腹圧の低下による体の歪みです。

さきほどもお話ししたように、腹圧が弱まると、体を支えられずに骨盤が傾き、骨盤と連結している背骨が骨盤の傾きによって引っぱられます。すると、どうなるか……。背骨が雑巾を絞るように回旋しながらねじれていき、そして、ねじれた背骨と、それに付いている筋肉が、神経をギューギューと締めあげることになり、その結果、激しい痛みが発生するのです（112ページの図参照）。腰痛で来られる患者さんの多くが、この状態にあります。

ヘルニアの部分を手術でとりのぞくことで、痛みが改善する人の中にも腹圧が低下し、骨盤が傾いて背骨が歪んだままの方は多くいます。

そのような方々は、手術によって一時的にラクになったとしても、痛みの根本原因は解消されていないため、いずれまた痛みがぶり返すのです。

実際、大半の人たちが数年したらまた痛みだして、再手術を受けているのが実情です。

整形外科の先生も2回は手術しても、3回目となると、さすがに抵抗を感じるとおっしゃいます。手術をしてもまた再発することがわかっているからでしょう。

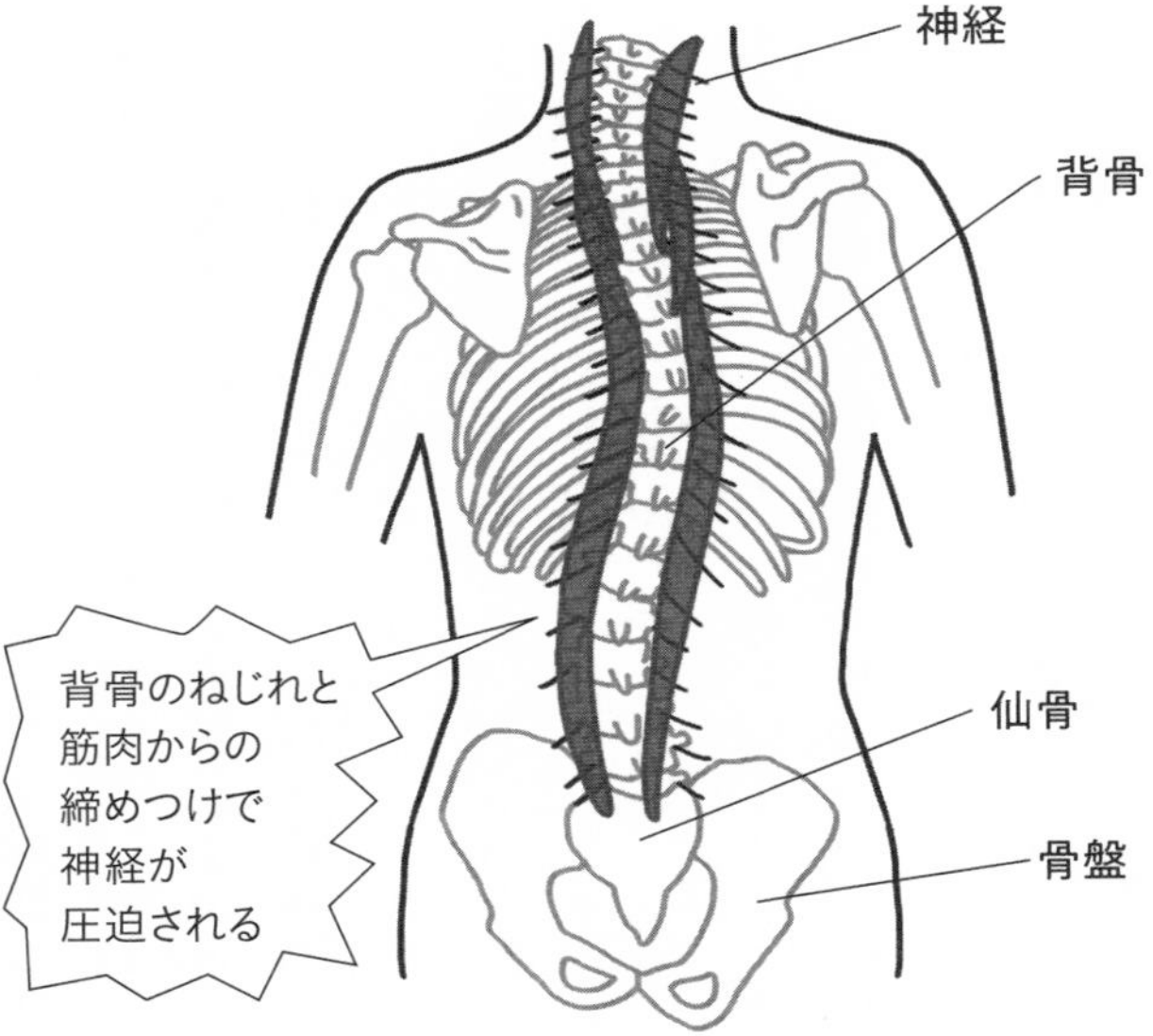
神経
背骨
仙骨
骨盤
背骨のねじれと筋肉からの締めつけで神経が圧迫される

たとえ腰椎椎間板ヘルニアと診断されても、手術を受ける前にまずは横隔膜をほぐして、腹圧を高めて歪みを正してみましょう。それでも痛みがとれないときに、はじめて手術を検討することをおすすめします。

ところで、厚生労働省のホームページでも書かれているとおり、原因の特定できる腰痛は全体のわずか約15％にすぎません（そのうち、椎間板ヘルニアと脊柱管狭窄症とが各4～5％、圧迫骨折が4％など）。

残りの約85％は病院へ行っても原因がわかりません。そして、この85％の原因不明の非特異的腰痛に効果を発揮するのが、横隔膜ほぐしなのです。

もし、横隔膜ほぐしを続けてもなかなか痛みが改善しない方は、一度、プロの手で体の歪みを改善する必要があるかもしれません。ぜひ、私の編みだした体の骨や筋肉を本来あるべき姿に戻す治療法「楽健術」を受けていただきたいと存じます。詳細や問い合わせ先は「おわりに（187ページ）」と、191ページに記載しています。

その膝の痛み、本当に「変形性膝関節症」ですか？

変形性膝関節症の話に移りましょう。

あなたが60歳以上で、膝が痛くて病院へ行って、レントゲンを撮られたとします。あなたはおそらく「変形性膝関節症」との診断名を告げられ、「加齢で、膝の軟骨がすり減っているんです」といわれることでしょう。

高齢者の膝痛のほとんどが、「変形性膝関節症」と診断されます。日本の変形性膝関節症の患者数は推計で約3000万人。女性に多く、男性約4割に対して、女性は約6割におよびます。

変形性膝関節症は、クッションの役割をしている膝関節の軟骨がすり減ってしまっているために、上の骨（大腿骨《だいたいこつ》）と下の骨（脛骨《けいこつ》）がぶつかることで炎症や

変形性膝関節症とは

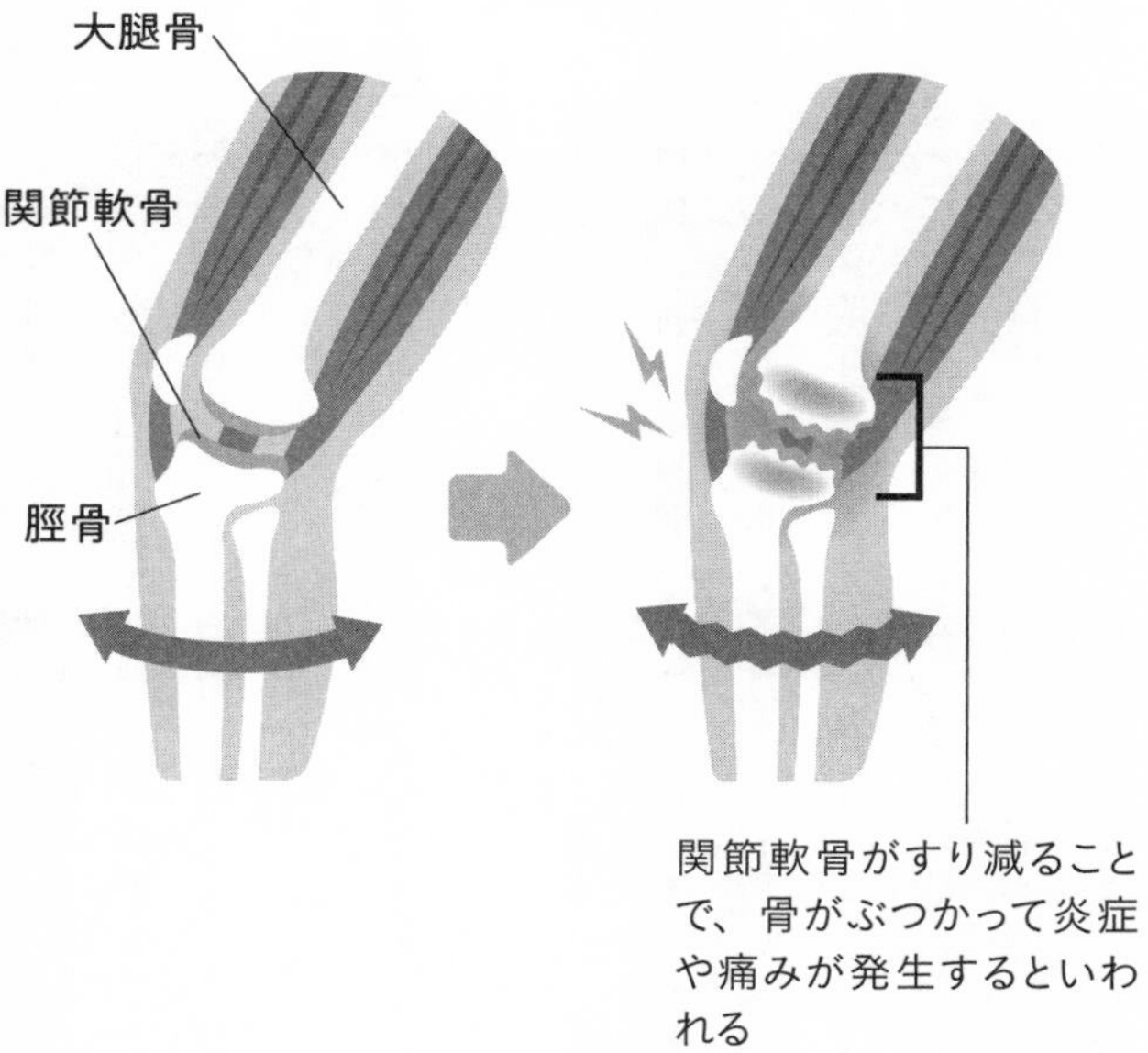
大腿骨
関節軟骨
脛骨
関節軟骨がすり減ることで、骨がぶつかって炎症や痛みが発生するといわれる

痛みが発生するとされています。実際、病院でのレントゲン写真には、上の骨と下の骨のあいだの隙間がなくなって、2つの骨がくっついている様子がはっきりと写しだされているはずです。

ああ、たしかに軟骨がすり減っている……。レントゲンの「証拠写真」を見せられれば、誰もがそう信じるでしょう。ところが、軟骨がすり減っている人は少数です。軟骨は多少のことではすり減りません。そんなにヤワではないのです。

私は、病院で変形性膝関節症と診断された方たちを2万人以上診てきましたが、これまで軟骨がすり減っている方はわずかにすぎません。

左の図を見てください。ここまで脚が変形しているのが本当の意味での変形性膝関節症です。あなたの脚はここまで変形していますか？ そうでなければ、あなたは変形性膝関節症ではない可能性が高いのです。

どういうことなのでしょうか……。順を追ってお話ししましょう。

変形性膝関節症と「間違って」診断される症状も、腹圧が低いために体をまっすぐに支えられず、そのせいで生じた骨盤の歪みが、そもそもの始まりです。

具体的には、腹圧が低下して体幹を十分に支えられなくなると、骨盤が歪み、それによって左右前後の低くなっている側に背骨が傾きます。背骨は体が倒れないように、背骨自体をねじり回旋させてバランスをとります。骨盤が歪み、骨盤の高さに左右差が出れば、左右の脚の長さにも違いが出てしまいます。

変形性膝関節症の脚のイメージ

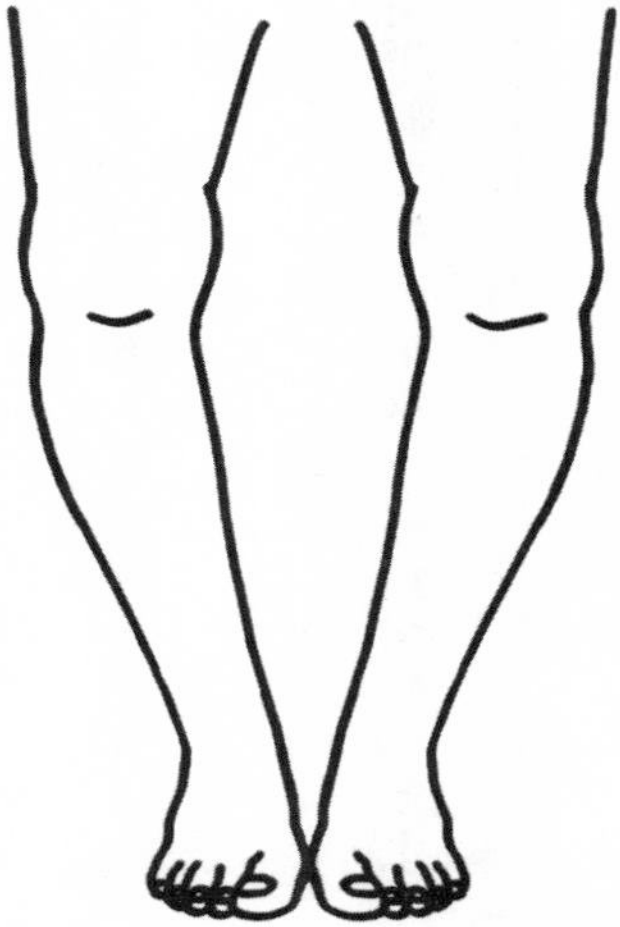

この状態のまま長年、歩きつづけると、骨盤の歪みのバランスをとるために、股関節や足首の関節にも歪みが生じて膝の上下の骨の合わせも、少しずつそれぞれ上下左右に引っぱられて、ねじれていきます。ねじれて、ねじれて、ねじれて、最終的には下の脛骨が左右どちらかに回旋するのです。

回旋といっても、くるっと回転するわけではなく、小さく回旋し、傾いたりするのですが、この回旋によって骨の位置に異常がでます。歪んだ位置にある骨によって神経の圧迫が起き、痛みがでるのです。

さらに、骨が回旋すると、上下の大腿骨と脛骨が直接あたることもあります。

この状態で、レントゲンを撮れば、回旋した部分の骨が重なって見えるので、それが「軟骨がすり減って上下の骨がくっついている」ように見えてしまうこともあるのです。

さらに、このように大腿骨と脛骨の位置に異常がでたまま、それを放置すると、実際に関節軟骨がすり減ることもあります。軟骨はヤワではないと冒頭でいいましたが、膝の骨が本来あるべき位置にないまま、酷使されつづければ、このような異常が起こることもあるのです。このようにして軟骨がすり減っていたとしても、病院では、単に「加齢で軟骨がすり減っている」といわれることがほとんどです。**たとえ関節の軟骨がすり減っていたとしても、その背後には、根本的な問題である体の歪みと腹圧の低下があることが多いのです。**

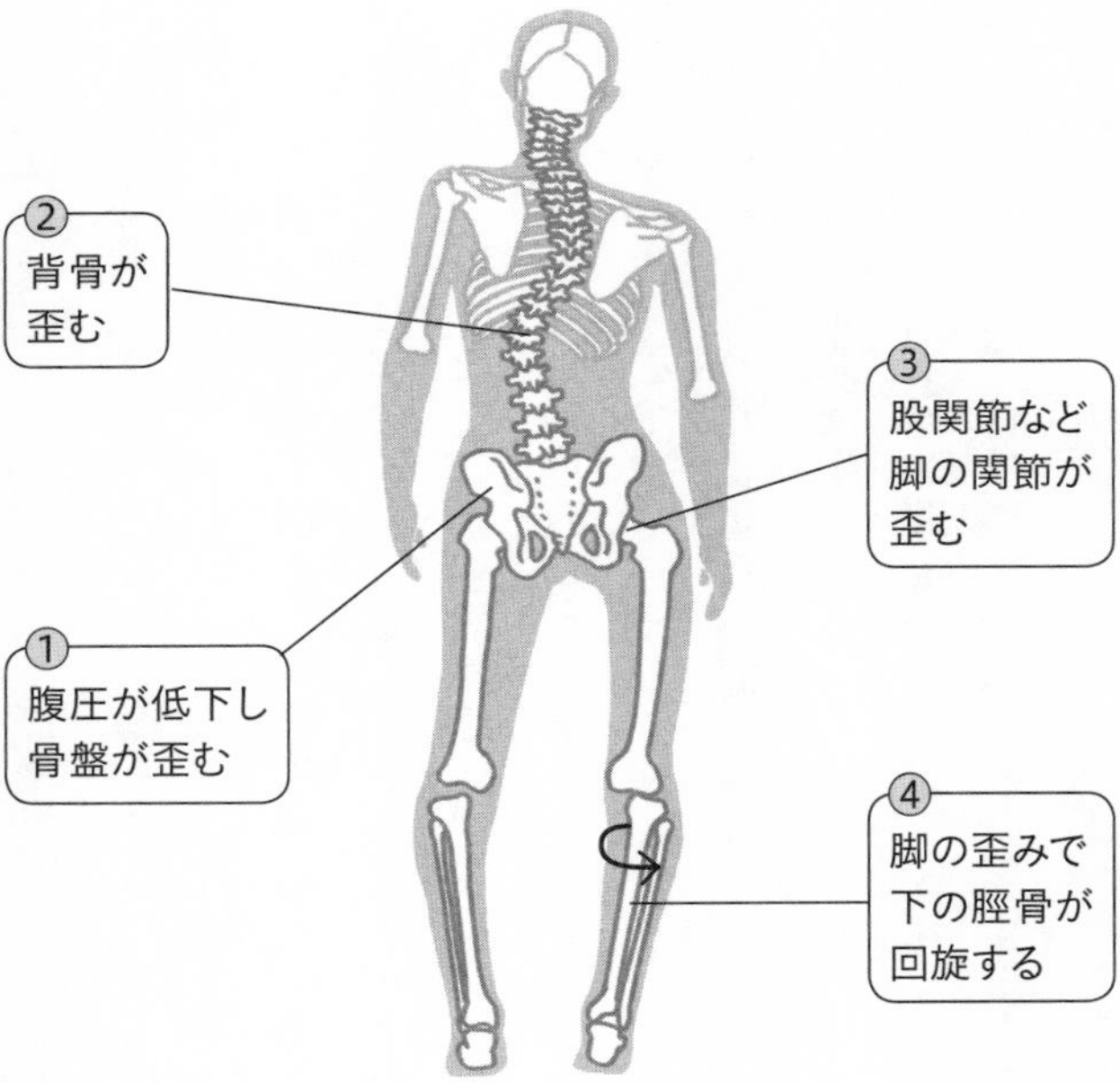
②
背骨が
歪む
③
股関節など
脚の関節が
歪む
①
腹圧が低下し
骨盤が歪む
④
脚の歪みで
下の脛骨が
回旋する

では、「本物」の変形性膝関節症とはどのようなものなのでしょう――。

膝痛の人は、膝に水が溜まることもしばしばあります。この水は、潤滑油が干からびてしまったあとの膝を守るために、体が出しているものです。

膝の関節には「滑液包《かつえきほう》」という袋がついていて、その袋の中には、膝をスムーズに動かすためのオイル、滑液という潤滑油が入っています。膝が正しい位置にあるあいだは潤滑油も適量出ていますが、膝の骨がねじれて、回旋した状態になると、骨同士が摩擦を起こさないようにと、体はその量を増やすのです。

ところが、潤滑油が増えて、痛みが和らいでラクになると、長時間歩いたり、走ったり、肉体労働を続ける人もいるでしょう。そうなると、体は潤滑油を増やしつづけなくてはならず、最後には、それが枯渇してしまうのです。

このままでは膝が壊れかねません。賢い体はどう対処するか。潤滑油のかわりに関節水を出すのです。つまり、膝に溜まった関節水は、潤滑油がわりにわざわざ体が出してくれた貴重な体液なのです。

ところが、病院へ行くと、あたりまえのことのようにその関節水を抜きます。抜かれれば、体はまた関節水を出す、でも、それもまた抜かれてしまう……。このくりかえしに、体はついに関節水を出すことをあきらめてしまいます。

けれど、潤滑油も関節水もない状態で膝が動けば、膝は確実に壊れてしまいま

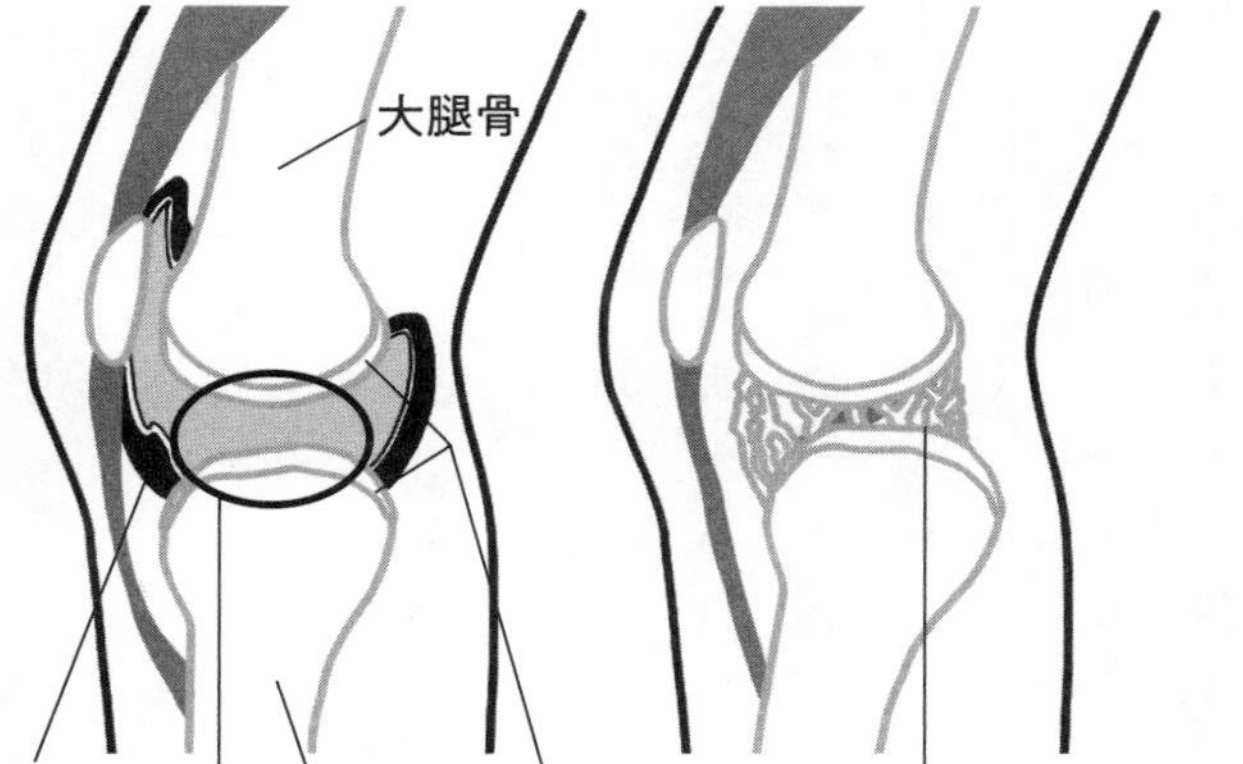
通常時の膝
「本物」の
変形性膝関節症の膝
滑液包
脛骨
関節軟骨
潤滑油が適量出て、
骨と骨のあいだを
満たしている
潤滑油も関節水もなく
なり、カルシウムで関
節の隙間が埋まる

すので、体は最終手段に打って出ます。つまり、「仮骨形成」といって、カルシウムで膝関節の隙間をすべて埋めつくし、ガチガチに固めてしまうのです。

こうなると、膝はまったく曲がらなくなりますし、また、いびつな「仮骨」におおわれた膝は倍くらいの大きさに膨れあがります。このような状態になってはじめて、「本物」の変形性膝関節症だといえる

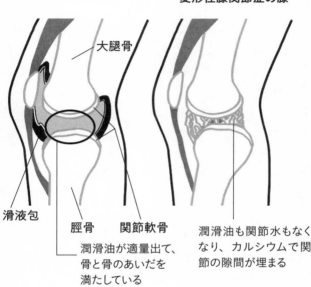

と、私は考えています。それは、膝の痛い人の500人に1人いるかいないかでしょう。

「本物」の変形性膝関節症になったら、痛みを多少とることはできても、横隔膜ほぐしだけでは、さすがに治せません。この場合は私の編みだした「楽健術」など、プロの手で歪みを調整することが必要です。

けれど、そこまでいっていないのなら、横隔膜ほぐしをおこない、腹圧を高めていってやれば、骨盤などの歪みは改善され、膝痛も緩和されるはずなのです。

最近では、膝痛を訴える患者さんに、手術で人工関節を入れるケースも増えています。けれど、体の中に金属という異物を入れて健康にいいわけがありません。

この点では圧迫骨折でも脊柱管狭窄症でも、変形性股関節症でも同じだと考えています。手術である以上、100%成功するという保証はなく、術後の経過が思わしくない方も少なくないのですから。

手術を受けるよりも、まずは横隔膜ほぐしによって腹圧を高め、体の歪みを調

整するほうが、はるかに安全で、かつ、有効だと思います。

体操や筋トレをしても、なかなか痛みが消えない理由

ここまで、腰痛や膝痛の話をしてきましたが、実際に腰痛などで病院に行くと、腰痛体操や膝痛体操をすすめられ、指導されることもあるようです。筋肉を強化すれば、それらが「コルセット」となって、腰や膝への負担が減るという理屈です。そのとおりだと思います。

ただし、それは、腹圧を十分に高めて体の歪みを整えてからの話です。**腹圧が低くて、体が歪んだままで筋肉を強化すれば、体はさらに歪みかねません。**

ストレッチも同様です。ヨガやピラティス、ストレッチの先生方も、横隔膜ほ

ぐしを実践されています。その先生方から「ストレッチのあと、筋肉やスジが痛くなるという生徒さんが多いんですよね」という話をよく耳にします。

それはそうでしょう、歪んでいる体を無理に伸ばそうとすれば、体は「これ以上やらないでくれ！」と叫び声をあげます。筋肉の痛みは、体の悲鳴にほかなりません。


さらに、捻挫の患者さんにはテーピングをおこない、むち打ち損傷の患者さんには首にギプスをはめるのが、病院での手当てです。しかし、捻挫に関しても、まずはずれた部分をきちんと正しい位置に整えてから早く安定させるためにテーピングで固定するべきだと思います。

また、むち打ち損傷では、ギプスを外したのちに、ずれた部分をきちんと正しい位置に整えておくべきです。歪んだままで、リハビリをしても、治りは当然遅くなります。

ただ、骨折の場合は骨をくっつけること、炎症のある場合は冷却することをそれぞれ優先します。

腰痛も膝痛も、そして、腰痛体操や膝痛体操でも、ストレッチやヨガやピラティスでも、むち打ち損傷などの治療でも、まずは体の歪みを整えること。しかし、歪みという現象面にのみ働きかけるだけでは、根本的な解決にはなりません。

根本的な解決のためには腹圧を高めること。そのためには横隔膜ほぐしで、横隔膜をやわらかく整え、よく動く状態にしていく必要があるのです。

腹圧を高めれば、転倒も怖くない

寝たきりの大きな原因は、腰痛や膝痛などの運動器系の症状のほかにもう1つあります。転倒です。高齢になると、平らなところを歩いていてもつまずいて、転んでしまうことがあります。

そして、80歳以上の方が転ぶと、それをきっかけに、一気に寝たきりになってしまうこともめずらしくありません。「転倒→骨折→入院→寝たきり」のコースをたどるのですね。

高齢の方では骨がもろくなっているので、ちょっと転んだだけで骨折しやすく、骨折したら、おそらく入院して手術を受けることになるでしょう。入院中はベッドの上で寝たきりですごしますので、あっという間に筋力が低下します。退院したときには歩けなくなっているといったケースも少なくありません。

では、そもそも高齢になると、なぜ転びやすいのでしょうか。

1つには、加齢によって腸腰筋などの脚を引きあげる筋肉が衰えて、すり足で歩くようになるため、わずかの段差にもつまずいて転倒しやすくなるのです。

さらに、もう1つ、人体に備わっているバランス能力が加齢にともない低下することも大きな原因です。では、バランス能力とはどのようなものでしょう。

体重の6~8割は液体成分。人体はいわば、水を入れた袋のようなもので、そこに臓器が浮かんでいるイメージです。これらの液体成分と内臓という内容物は、私たちの動きにつれてほんのわずかですが、移動していて、移動することで、体はバランスをとっています。

体が前方へ傾くと、内容物は後ろへ移動し、体が後方へ傾くと、内容物は前へ移動し、左に傾けば、右へ、右に傾けば、左へ動きます。**このように、体の動きにつれて、内容物がつねに移動しながら調整することによって、人体はバランス**

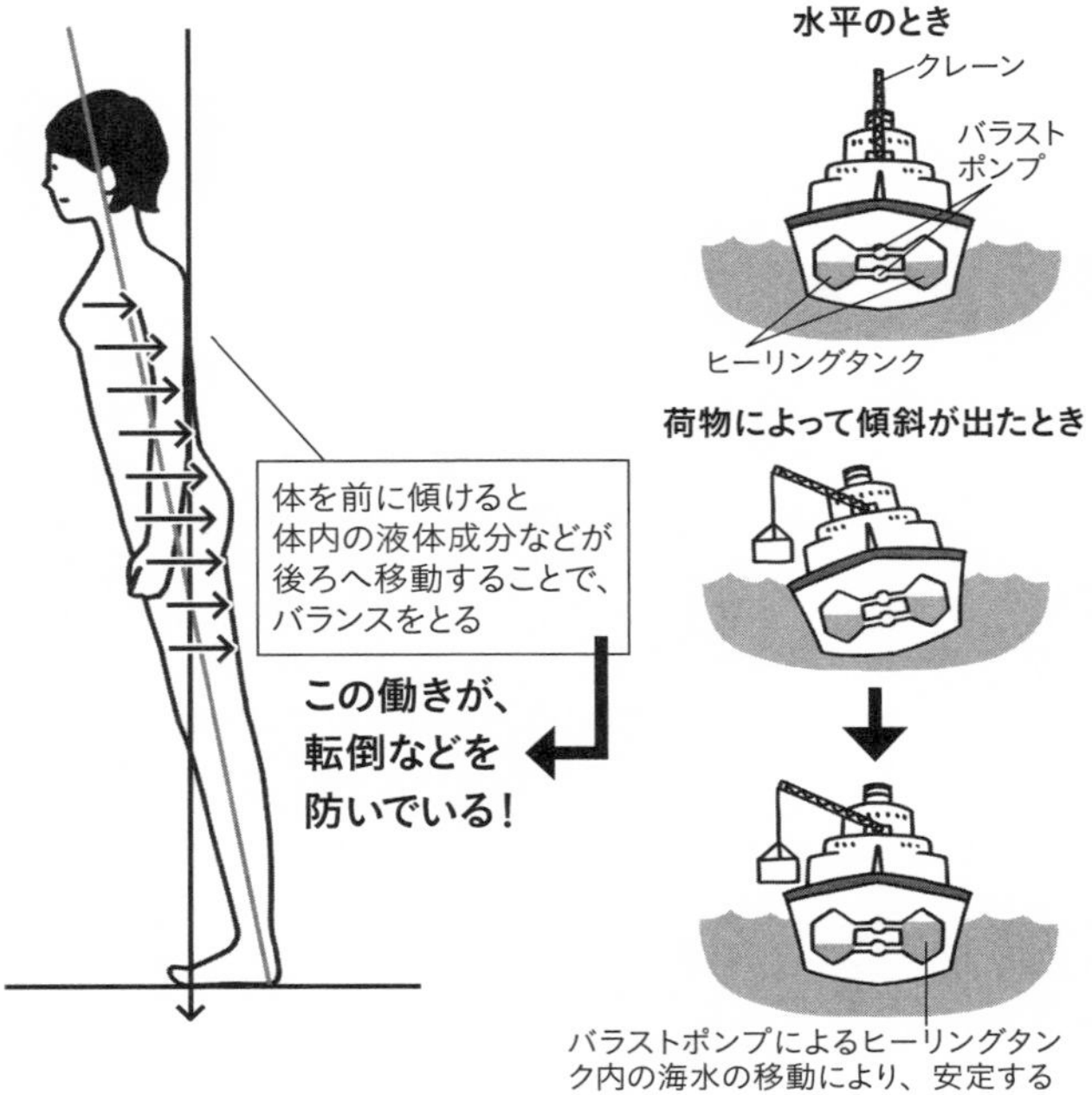
体を前に傾けると
体内の液体成分などが
後ろへ移動することで、
バランスをとる
この働きが、
転倒などを
防いでいる！
水平のとき
クレーン
バラスト
ポンプ
ヒーリングタンク
荷物によって傾斜が出たとき
バラストポンプによるヒーリングタンク内の海水の移動により、安定する

を保って立ち、歩くことができるのです。

ちなみに、内臓は体のバランスをとるために、最大で6センチも移動することがわかっています。

人体のバランスをとるこのような構造は、船がバランスをとる仕組みと基本的には同じです。多くの船では、波などの影響で不安定にならないように、船底にヒーリングタンクという巨大なタンクが左右にとりつけられていて、そこに海水が入っています。

たとえば船体の右側に重い荷が積まれていると、船体は大きく右に傾いて、転覆する恐れがあります。このとき、右側のタンクの海水が左側のタンクへ移動することによって、バランスが保たれるのです。

このように、船体のバランスがとれるように左右のタンクの海水の量を調整しているのが、「バラストポンプ」といわれるポンプです。

人間の体は、バラストポンプもなしで、そのときどきの体の動きや傾きに合わせて液体や内臓を移動させながらバランスをとっているのですから、実によくできています。ところが、このバランス能力も年齢とともに低下していきます。

加齢によって、腹腔を囲む横隔膜、腹横筋・腹斜筋、骨盤底筋群、多裂筋といった筋肉がしなやかさを失い、その硬くなったおなかの中の内臓もまた硬く固まってしまうためです。

つまり、硬く固まった筋肉という壁に阻まれて、液体成分が動きづらくなり、

内臓もかつての柔軟性や「遊び」を失った状態では、たとえば6センチも移動することはむずかしくなり、その結果、歩行のバランス能力が低下するというわけです。

たとえていえば、柳の木はやわらかくて、よく撓《しな》い、強風も「柳に風」と受けとめて、折れることがないのに対して、幹の硬い木が強風にあおられるとポキンと折れてしまうようなものでしょう。

転倒予防というと足腰の筋肉を鍛えがちですが、そうではなく、おなかをゆるめること、つまり横隔膜をやわらかくすることが、大切なのです。

私は今まで、約6万人以上の方の体を診てきましたが、近年、ほとんどの方のおなか部分の筋肉はカチカチに硬くなっています。横隔膜全体に直接ふれることはできませんが、手診により簡単に検査することができます。現在、コロナ禍のこの状況であれば、皆さんの横隔膜も硬く縮んでいることは簡単に想像できます。

ただ、硬くなった横隔膜やおなか部分の筋肉は、横隔膜ほぐしでやわらかな状態に戻すことができます。

そして、横隔膜ほぐしによっておなかをやわらかくすれば腹圧も高まります。**腹圧が高まれば、呼吸をするたびに、硬く縮んでいた内臓も、さらに横隔膜や腹横筋、腹斜筋、骨盤底筋群、多裂筋といった筋肉もより大きな刺激を受けて活性化され、しなやかになります**。ガチガチに固まったわけでもなく、ゆるゆるで張りがない状態でもないので、腹圧もしっかりかかるし、それでいて内臓の移動もできるようになるのです。横隔膜をほぐすことで、おなかの筋肉を最高の状態に高められ、その結果、転倒も寝たきりも回避できるでしょう。

体幹を使いたければ、鍛えるよりもゆるめなさい

横隔膜ほぐしは、今、ブームとなっている筋トレとは対照的に、鍛えるのではなく、筋肉を「ゆるめる」ためのエクササイズです。**横隔膜をゆるめれば、ゆるめるほど体幹を使える体になっていきます。**

最近、腰が痛い、膝が痛い、という人たちに筋トレをすすめるむきもあります。筋トレ自体は悪いものではないのですが、とくに高齢の方ではトレーニング中などにケガをすることも心配です。筋肉がガチガチに硬い状態では、ケガの危険性も高まります。**筋トレをする場合も「鍛える前にゆるめる、鍛えたらゆるめる」を意識して、筋トレの前後に横隔膜ほぐしをおこなうことをおすすめします。**

また、鍛えて大きくなりすぎた筋肉は、周囲の関節や軟骨に過重な負担をかけて、腰痛や膝痛を引きおこす原因にもなります。運動選手でさえ、鍛えすぎによってパフォーマンスを落としているという事実もあるのです。

たとえば、イチロー選手も現役時代、キャンプのたびに大変な勢いで筋トレをしていた時期があったそうです。ところが、シーズンに入ると、どうも成績がふるいません。鍛えすぎた筋肉が邪魔してバックスイングがうまくできなかったというのです。

しかし、夏場になってバテてきて、練習もできなくなって筋肉が落ちてくると、打てるようになります……。

6年間こういうことが続いたあと、イチローは筋肉を鍛えすぎることの弊害に気づいて、それ以降、必要以上の筋トレをしなくなり、すると、シーズンをとおして打てるようになったといいます。

筋肉を必要以上に鍛えることは、ケガの原因にもなり、パフォーマンスを低下させることもしばしばあるのです。そして、加齢やストレス、悪い姿勢などによって硬く縮んでしまった横隔膜は、鍛えるのではなく、ほぐして、やわらかくすることが一番。そうすれば、ケガの心配もなく、さまざまな効果があることはすでにお話ししたとおりです。

最後に「横隔膜をゆるめること」の大切さを痛感していただけるお話をしましょう。

明治時代に山形県酒田市につくられた米穀倉庫「山居倉庫」の敷地内にある庄内米歴史資料館に驚くべき写真があります。

それは、女性が1個60キログラムの米俵を5個担いでいる写真です。ということは、合計300キログラムの米俵を一人で担いでいることになります。女性は山居倉庫で、米などを運ぶ「女丁持《おんなちょうもち》」という運び屋さんです。

300キログラムもの米俵は、ただ筋力に頼るだけでは持ちあげることはできないでしょう。ここで発揮されるのが「体幹力」だと私は思います。

この体幹力と、やわらかな横隔膜、そして腹圧には深い関係があります。

横隔膜をはじめ、腹腔を構成している他の筋肉や腹腔内のすべての内臓が、つまり、おなか全体がゆるみ、しなやかになると、体から力みが消えて、かわりに丹田《たんでん》（へその少し下、下腹の内部にあり、「氣＝エネルギー」が集まる場所）にエネルギーが集まり、体幹が安定してきます。

体幹がしっかりと安定していると、ものを持ちあげるときも、腕の筋肉だけではなく、おなかに腹圧をぐっとかけながら、体幹を使って持ちあげられるのです。

すなわち、体幹が使えるとは、丹田に集まったエネルギーを活用できるということだと私は考えています。丹田のエネルギーを使えるからこそ、つまり、体幹を使えるからこそ、300キログラムもの米俵を持ちあげられたのではないでしょうか。

体幹が使えるようになれば、たとえば介護などでも相手の方をラクに、そして、美しい所作で抱きあげ、抱きかかえることができますし、介護をおこなう側も、膝や腰や背中などを痛めるようなケガを防げるのです。

そして、体幹が使えている所作は、筋肉で力任せにおこなう味気ない動きよりも、はるかにしなやかで、やさしくて、思いやりにあふれたものとなります。

介護士やヘルパーの方々、そして、自宅で家族の介護にあたっている方々にも横隔膜ほぐしをぜひ始めていただきたいと思います。きっと介護をされる方も、受ける方も、体がよりラクになることでしょう。

また、介護の現場で、横隔膜ほぐしをおこなっていただくと、介護士の方の腰痛予防になるのはもちろん、介護士の方が体を壊すことで起こる「離職」も防ぐことができ、介護士の方に心地よい状態でイキイキと働きつづけていただくことにもつながります。

第5章

横隔膜ほぐしが、あなたの「心」もやわらかくする

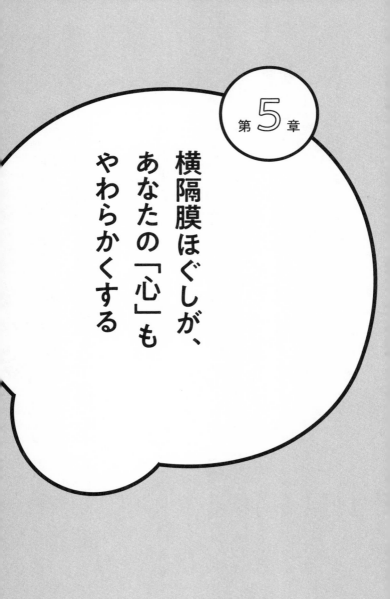

横隔膜ほぐしで、イライラ、落ちこみ、不安感が消えていく

ここまで紹介してきた横隔膜ほぐし、いかがでしたでしょうか。

実は、横隔膜ほぐしは肉体的な健康度を高めるばかりではなく、「心」にも効きます。不安や緊張、イライラを和らげ、落ちこみや気力の低下、集中力の低下を防いで改善し、不安障害やパニック障害さえ緩和し、解消もできるのです。

コロナ禍の今、電車に乗るだけでも緊張してしまう方も多いことでしょう。横隔膜ほぐしが心に効くことは、さまざまな不安が私たちをとりまく今のような時期にはとくにうれしい効果といえそうです。

実際、多くの場合、横隔膜ほぐしをしたあとは、すっかりリラックスして、脳波がゆったりとしたα《アルファ》波に変わることもわかっています。

脳波の種類

γ（ガンマ）波（29Hz《ヘルツ》以上） …… 非常に集中したとき、興奮したとき

β（ベータ）波（14～28Hz） …… 仕事中など覚醒時

α（アルファ）波（8～13Hz） …… リラックスしているとき

θ（シータ）波（4～7Hz） …… 深いリラックス状態のとき

δ（デルタ）波（0.4～3Hz） …… 熟睡中

10.5Hz以下

免疫力が最高に高まる

β《ベータ》波は14～28Hz《ヘルツ》と脳波の速いもの。日中の活動時に現れ、緊張したり、ストレスがあるときにはβ波となります。α波は8～13Hzのゆっくりとした脳波で、安静時の、リラックスしたときに現れます。そして、α波になると、ホルモンの分泌がよくなり、とくに、α波でも10・5Hz以下になると、免疫力が高まりやすいといわれています。

横隔膜と脳波との関係を不

思議に思う方もいるかもしれませんが、横隔膜の働きがよくなって呼吸が深くなり、脳にたくさん酸素が供給されることで、脳がリラックスして、脳波がα波になるのです。

さらに、横隔膜ほぐしが心に効く理由として、もう1つ、免疫の話のところでもふれたように、腸を活性化させて良好な状態に整えることがあげられます。

それというのも、意外に思われるかもしれませんが、腸と脳（心）とが「深い仲」にあるためなのです。

腸と脳はたがいに双方向で情報を交換しあっています。両者のこの結びつきを「脳腸相関」といいます。つまり、腸の状態は脳に影響し、その脳の状態は、今度は腸に影響するというように、おたがいのあいだで情報が行きかい、影響し合っているのです。

たとえば、下痢をしたとしましょう。腸のその状態は情報として脳へ伝えられ、脳ではおなかが痛い、シクシクするといった不快感覚が生まれます。が、それだけではなく、このとき、脳では不安やうつ感情といった情動の変化も起きているのです。

脳でのこの情動の変化は腸へ伝えられるため、腸の状態はさらに悪化して下痢がひどくなり、そして、その腸の状態がまた脳に伝えられて、ますます不安やうつ感情が悪化するという、負のスパイラルにおちいってしまうのです。

最近、働き盛りの方たちのあいだでも急増中の「過敏性腸症候群」も、脳腸相関による典型的な症状です。過敏性腸症候群の原因はストレス。小腸にも大腸にも検査で異常は見られないのに下痢や便秘が続いたり、下痢と便秘を交互にくりかえしたりします。

ひどくなると、通勤のとき一駅ごとに下車してトイレにかけこむなど、日常生活にも支障をきたすことにもなるのです。

いずれにしても、脳腸相関という2者の密接な関係に着目すれば、過敏性腸症候群に限らず不安やうつ状態なども、腸の状態を整えることで改善できる可能性があります。そして、「腸活」においても横隔膜ほぐしはきわめて高い効果を発揮するのです。

中でも横隔膜ほぐしの［応用編］（76ページ）では、深い呼吸をしながら、おなかの真ん中を円を描くようにさすったり、回盲弁（大腸と小腸のつなぎめにあり、便が逆流しないように調整の役割をしているところ）や中脘（胃を丈夫にするツボであり、さまざまな感情を溜めこむ場所ともいわれるポイント）などの便秘や下痢などの症状を改善するために大切なポイントを手で押さえ、そこに意識を向けたりします。

これらのすべての動作が腸への高いマッサージ効果を生んで、腸の調子をその場で整え、活性化するのです。

さらに、横隔膜ほぐしを続けることで、意識することなくつねに深い呼吸ができ

きるようにもなります。そうなれば、息を吸いこむたびに横隔膜がグーっと下まで下がって腸をマッサージしつづけることにもなるでしょう。

こうして腸が良好な状態に整えられれば、脳腸相関の「相方」である脳にその情報が伝えられて、不安やうつなどが和らぎます。すると、その影響によって腸の調子もさらによくなり、不安やうつなどがさらに改善されるのです……。腸と脳のあいだでプラスのスパイラルが起きるというわけです。

それにしても、腸と脳がたがいに情報交換をおこなうほど深い仲にあるとは、不思議な気がするかもしれません。いったいなぜなのか——。順を追って説明していきましょう。

そもそも腸は、脳の支配下にあるのではなく、独立した存在です。腸に入ってくる食べもののどれを排除して、どれを吸収するかを、脳からの指令ではなく、自分自身で考えて判断しています。

腸の研究の第一人者である藤田紘一郎先生が『脳はバカ、腸はかしこい』（三五館）というタイトルの本を出していらっしゃいますが、それによると、地球上の生きものが脳を獲得したのは、今から5億年ほど前なのに対して、腸の歴史はそれよりもはるかに古いそうです。

つまり、脳ができるまでの何十億年かのあいだ、腸がもっぱら脳の役割をしていたことになります。

もっとも原始的な多細胞動物、ヒドラは腸と、食べものをとりいれる口が1つ（この口から排泄もします）、それに、エサを捕るためのセンサーである長い触手しか持っていません。脳などなくても、ヒドラの腸は、入ってきた食べものをみずから益になるものと害になるものを峻別《しゅんべつ》して、生きのびてきたのです。

私たち人間は、ヒドラのような単純なつくりの多細胞動物から進化する過程で脳を獲得しました。つまり、脳は賢いようでも、原始的な多細胞動物の口と肛門を兼ねそなえた部分などから進化した器官なのです。

このように進化の過程を見ると、脳は腸の「出先機関」といっても過言ではないかもしれません。だからこそ、腸を刺激できる横隔膜ほぐしは脳（心）にも効くのです。

深い呼吸と腸の活性化で「しあわせホルモン」が分泌する

横隔膜ほぐしが心に効く理由は、さきほどの脳腸相関だけではありません。覚えていらっしゃいますね。**腸は「しあわせホルモン」、セロトニンをつくりだす工場でもあります。横隔膜ほぐしの腸活が、しあわせをよびこみます。**

セロトニンという神経伝達物質には精神を安定させて不安や緊張などを防ぐ作用があり、そして、そのセロトニンの約9割は腸でつくられているのです。セロトニンは腸内の細胞でつくられ、この情報をもとに脳内でセロトニンが合成され、幸福感やリラックス感を感じられるのです。

セロトニンはドーパミン、ノルアドレナリンとともに三大神経伝達物質の1つで、その働きは多岐にわたります。たとえば、交感神経の活性化にかかわるドーパミンやノルアドレナリンの暴走を防いだり、自律神経のバランスを調整したりすることで心を落ち着かせる働きをしています。

また、日中、しっかりと覚醒して、やる気が起きるのは、セロトニンが大脳皮質に働きかけてくれているおかげです。朝、すっきりとめざめられるのも、セロトニンが体を活動モードへと切り替えてくれているからにほかなりません。

また、痛みの感覚を抑制するのもセロトニンの働きです。抗重力筋群（脊柱起立筋群、大殿筋《だいでんきん》、腹直筋、腸腰筋、大腿四頭筋など、重力に抗《あらが》って立つための筋肉）にも働きかけています。

つまり、私たちがむやみに痛がらなくてすむのも、また、安定して立っていられるのも、セロトニンが活躍してくれるおかげなのです。

ですから、セロトニンが不足している人は、寝起きが悪く、少しのことで痛みを感じやすく、背中が丸まり、表情もどんよりしてきます。また、無気力で、うつ状態におちいる人もいれば、神経がピリピリして、イラつきやすく、怒りっぽくなる人もいます。

もしあなたが毎朝、すっきりとめざめられて、好奇心に満ちて活動的で、前向きで、イキイキとした毎日を送りたいと願うのなら、腸が十分な量のセロトニンをつねにつくりだせるように、腸内環境を整えることが大切です。

腸内環境の善《よ》し悪《あ》しを決めているのが、腸内細菌の存在です。腸内細菌にはビフィズス菌などの善玉菌と、ウェルシュ菌に代表される悪玉菌、そして、状況次第でどちらにも転ぶ日和見菌《ひよりみ》とがあります。

善玉菌の数が増えると、日和見菌は力のある善玉菌の側につくため、善玉菌側の勢力が増します。

反対に、悪玉菌の数が増えると、日和見菌は悪玉菌の側につくため、悪玉菌が勢力を持つようになるのです。そして、善玉菌の側が優勢にあるとき、腸内環境はよい状態に整えられ、逆に、悪玉菌の側が勢力を持つにつれて、腸内環境は悪化の一途をたどります。

腸という「工場」でたくさんのセロトニンをつくってもらうには、善玉菌を増やして腸内環境を良好な状態に保つことがなによりも重要になります。そのためにはどうしたらよいのか……。ここでも横隔膜ほぐしによって腸の働きを活発にすることが有効です。

すでにお話ししたように、横隔膜ほぐしの応用編では小腸や大腸の上に手を置きながら圧をかけることで腸に刺激が与えられますし、さらに、深い呼吸が可能になれば、息を吸うたびに横隔膜が下までグンと下がって腸をマッサージすることもできます。

また、セロトニンはリズミカルな運動によっても活性化されます。脳幹正中部の縫線核郡《ほうせんかくぐん》にあるセロトニン神経系が活性化されて、心身に活力がみなぎることが、生理学上も証明されているのです。

呼吸はリズミカルな運動の最たるもの。その呼吸が深ければ深いほど、セロトニンをより効果的に活性化することができるでしょう。

以上のように、深い呼吸は副交感神経を優位に働かせ、さらに、しあわせホルモン、セロトニンも活性化させることによって、私たちの心を新型コロナのストレスからも守り、安定した、それでいて、活発で快活な精神状態に導いてくれます。

なお、しあわせホルモンはセロトニンだけではありません。さきほどの三大神経伝達物質の1つ、ドーパミンもまた、しあわせホルモンの仲間です。**ドーパミ**

ンは、やる気スイッチを入れて、達成感というご褒美を与えて、生きる意欲をつくりだすホルモンであり、これもまたセロトニン同様、腸内細菌の働きによってつくられているのです。横隔膜ほぐしは、腸を活性化させることにより、2つのしあわせホルモンの産生を手助けするエクササイズでもあるのです。

ちなみに、腸は全身の70%もの免疫組織が集まる最大の免疫器官だとお話ししました。この腸管免疫は非常に賢くて、外敵を攻撃するだけではなくて、過剰な免疫反応を抑えるという、すばらしい機能も持ちあわせています。

最近は、ピーナッツや卵、そばなどの食物アレルギーを持っている子どもが増えています。食物アレルギーは、肌のバリア機能が低下している皮膚から食物などのさまざまなアレルゲンが体内に入ることで起こります。入ってきた無害の物質を免疫機能が有害物質とみなして過剰反応を起こすことが原因です。

このような過剰反応を抑制して、食物アレルギーにかかるのを防ぐには、特定の食品に皮膚がさらされるよりも前に口から入れておく。そうすることで腸管免疫の抑制機能を働かせることが肝心だという説も唱えられています。

いずれにしても、腸管免疫は入ってきた食べものの有害、無害を正しく判断して、それに応じて、アクセルを吹かすだけでなく、ブレーキをかけることも知っているのです。腸は超賢い！

横隔膜ほぐしをすると、乱れた自律神経まで整う

不安や緊張、イライラといった感情や、不安障害やパニック障害、うつなどの心の不調の中には、自律神経失調症が原因のケースも少なくありません。不安定な精神状態は、自律神経失調症の典型的な症状の1つでもあります。

いっぽう、自律神経の中枢は脳幹の間脳《かんのう》の視床下部という部位にあり、横隔膜とは、迷走神経とよばれる神経でつながっています。

硬く縮んで、ロクに動かなかった横隔膜が横隔膜ほぐしによって、やわらかくほぐされ、上下にさかんに動くようになると、この刺激が迷走神経を通って脳幹にまで届くため、自律神経の中枢が活性化して、その働きが高まるのです。

横隔膜ほぐしの自律神経への効果は、それだけではありません。

みぞおちの真後ろには、自律神経が束となって集まっている「太陽神経叢《そう》」という部分があります。

太陽神経叢は、脳幹にある自律神経の中枢から指令を受けて内臓などの器官や組織の指揮にあたっています。脳幹の自律神経の中枢が「中央司令塔」だとしたら、この太陽神経叢はさしずめ「現場監督」といったところでしょう。**横隔膜の上下のポンプ運動は、この太陽神経叢を刺激して、自律神経の働きを整え、活性**

太陽神経叢のイメージ

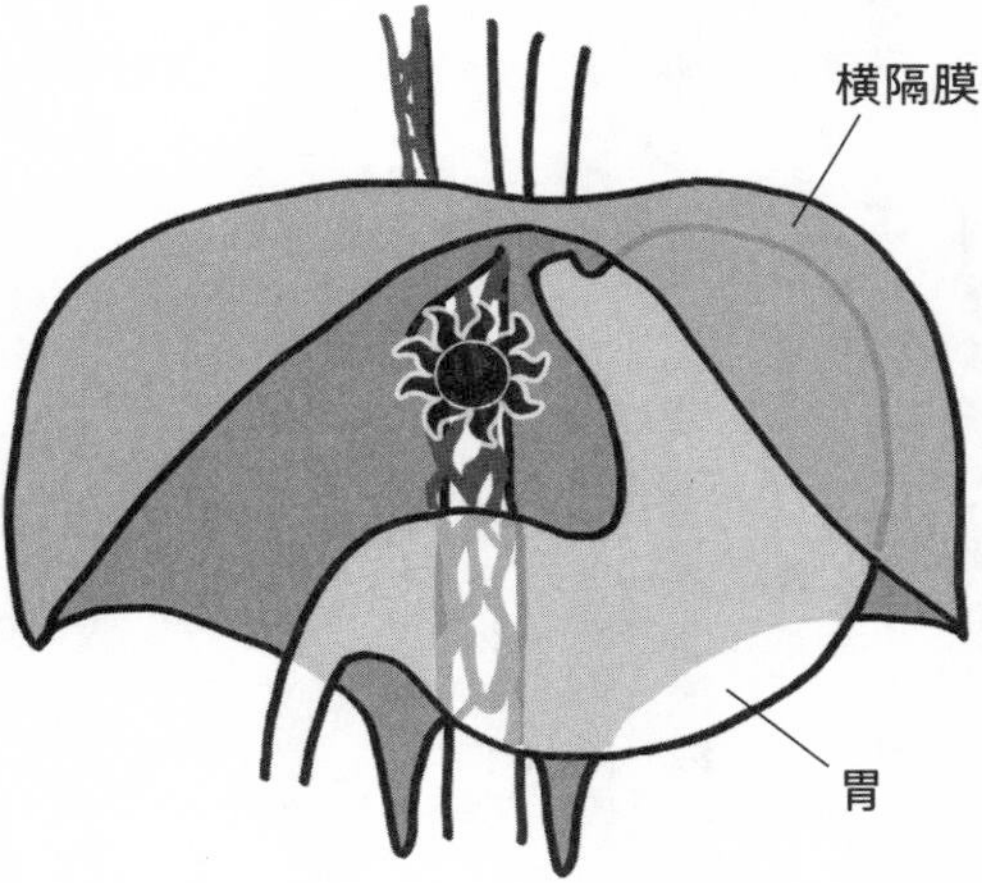

太陽光線のようにさまざまな臓器に神経が伸びているため
太陽神経叢とよばれる

化させるという働きもしています。

なお、太陽神経叢は人格形成にもかかわっているとされ、「第二の脳」「腹脳」ともよばれる、きわめて重要な器官です。

では、そもそも自律神経とは何なのでしょう。自律神経失調症はどのようにして起きるのでしょうか。

自律神経とは自分の意思に

は関係なく、循環器や消化器、呼吸器など各臓器の活動を調整するために日夜、働きつづけている神経です。背骨の中を走り、そこから枝分かれして全身の臓器や筋肉、血管へと行き、体温調節や消化、吸収、排泄、あるいは生殖などの、生命維持に欠かせない活動を調整しています。

自律神経には交感神経と副交感神経という、たがいに相反する働きをする2種類の神経があることはご存じでしょう。交感神経は恐怖や緊張、ストレスなどが高まったときに働く「戦闘モード」であり、反対に、副交感神経はゆったりとした気分で、なごんでいるときに優位になる「リラックスモード」です。

交感神経が優位に働くと、心拍数が上がり、瞳孔が散大し、血圧が上がり、消化液の分泌が低下するのに対して、副交感神経が優位だと反対に、心拍数が下がり、瞳孔が縮小して、血圧が下がり、そして、消化液の分泌が高まります。

この2つの関係はシーソーに似ていて、交感神経の活動が高まると、副交感神経の活動は下がり、副交感神経が活性化すると、交感神経の活動が低下します。

このように相対する2つが切り替わることで、自律神経はバランスを保ちながら働いているのです。

つまり、ストレスがかかって交感神経が活発に働いても、ストレスの原因となるものがなくなった時点で、副交感神経が優位になります。

たとえば、職場で厳しい上司が部屋から出ていけば、その時点で交感神経の側のシーソーがぐーっと下がって、副交感神経の側が上がってくるわけです。

ところが、強いストレスを長期間にわたり受けつづけると、自律神経の働きが乱れて、この切り替えがうまくいかなくなります。ストレスの原因がなくなっても交感神経は活性化しつづけ、シーソーの交感神経の側が上がったままで高止まりしてしまうのです。

このように自律神経のバランスが乱れたことによってさまざまな症状が現れるのが、自律神経失調症です。そして、その症状の1つが不安や緊張で、自律神経のバランスが乱れたままだと、パニック障害や不安神経症といったトラブルを引きおこすこともあります。

自律神経の乱れが精神状態を不安定にする過程には、ノルアドレナリンという神経伝達物質が関与しています。

ストレスがかかったとき、脳から分泌されるのがノルアドレナリンです。ノルアドレナリンの分泌を合図に交感神経が活性化するのですが、交感神経が高止まりした状態では、ノルアドレナリンが過剰に分泌されてしまいます。この過剰なノルアドレナリンが不安や緊張、イライラ、さらには不安神経症やパニック障害などを引きおこす原因物質となるのです。

ところで、自律神経失調症が重症化すると起きることがある、不安神経症やパニック障害はいずれもれっきとした精神疾患です。

不安神経症とは、強い不安や恐怖の感情につきまとわれている状態を指し、まわりの人たちからすれば、たいしたことには思えない事柄や状況にも過剰に反応します。そのため、ふつうの日常生活を送ることも困難になります。

いっぽうパニック障害は、突然、激しい動悸や過呼吸、手足の震えなどの発作が起きて、死んでしまうのではないかという強い不安や恐怖に見舞われます。心電図などの検査でも異常は見られませんが、一度でもこの発作を経験すると、また起きるのではないかという強い不安から、電車に乗れなくなったり、まったく外出できなくなったりすることもしばしばあるのです。

ここまで読んでくださった方の中には、「自分は呑気な性格だし、楽天的だし、自律神経失調症などにはかからないだろう、不安神経症やパニック障害など自分には無縁の病気」と、感じている方も少なくないかもしれません。

けれど、パニック障害や不安神経症でクリニックに来られる高齢の方々の数は、腰痛や膝痛の患者さんとさほど変わりません。朗らかで、明るくて外向的な方でも、ささいなことがきっかけとなって、このような不調に見舞われる可能性はありえるのです。

定年退職後の生活環境の変化や、近しい人の病気や死、家族の介護や看病、みずからの老いや体の不調、あるいはペットロスなど、年齢とともに人はさまざまな悲哀や不幸に遭遇したり、さらされたりするものです。

しかも、年齢を重ねるにつれて弱ってくるのは肉体だけではなく、精神も同じで、悲しみや不安などから立ち直るのにも若い頃よりも時間がかかってしまうのがふつうです。

そして、それが長引いているうちに、交感神経が高止まりすれば、自律神経失調症におちいり、不安神経症やパニック障害などが現れる可能性もありえます。

ですから、高齢の方にはとくに、自律神経失調症や不安神経症、パニック障害などの予防のためにも横隔膜ほぐしを始めることをおすすめしたいのです。

脳腸相関とか、迷走神経とか、太陽神経叢とかいったややこしい言葉はさておき、とにかくおなかに手を置いて、横隔膜ほぐしをくりかえしてみましょう。緊張がほぐれて、神経が和らぎ、リラックスしてくるのが感じられるはずです。

自律神経失調症の原因であるストレスの解消には、横隔膜ほぐしは安定剤に負けず劣らず高い効果がありますし、しかも、安定剤と違って副作用はありません。

横隔膜ほぐしにあるのは、しあわせをよびこむ「福作用」だけです。

横隔膜ほぐしには、感受性を高め、人生を変える力もある

横隔膜ほぐしは、物事にあたるときのあなたの心がまえや考え方、行動を最高の状態に導いてくれる力をも秘めています。その理由は、横隔膜ほぐしによって、体の歪みが消えて腹圧が高くなることで、地球に対して垂直に立てるようになるからです。

この立ち方では、下半身が安定し、いっぽう上半身は頭も含めてリラックスしています。**肩にも首にも頭にも、上半身には余計な力がいっさいかかっていなくて、しかも、下半身は足の裏全体がぴたっと地面につき、大地に吸いよせられるような安定感に満ちているのです。これを「上虚下実《じょうきょかじつ》」といいます。**

上虚下実の状態にあるとき、私たちの体は「自然」と一体となって調和し、力みのない自然体となっているのです。

体が上虚下実になっていれば、その影響は心にもかならず現れます。よくいわれるように、体と心はつながっているためです。

上虚下実で立っていると、心持ちも、感じ方も、また、考え方や生き方も、文字どおり「地に足がついた」ものとなります。そして、氣が下に集まりますので、丹田はエネルギーに満ちて充実し、言葉そのままに「肚《はら》が据《す》わり」、胆力がついて、氣力が充実し、静かな自信がわいてきます。

そうなると、まわりに影響されてブレることはなく、自分の信念を貫くことも

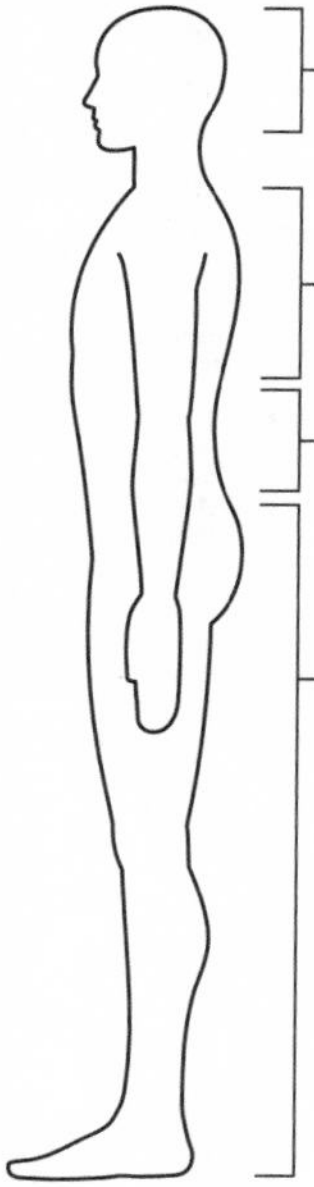

できるでしょう。

現代人はなんでも頭で考えて解決策をみつけようとする、頭でっかちの傾向にあります。しかも、ストレスにもさらされています。そのため、氣が上半身に上がったままの「上実下虚」となっています。

これは、地に足がついていなくて、肚も据わっていない状態です。

文字どおり「浮き足立った」状態にあるため、ささいなこ

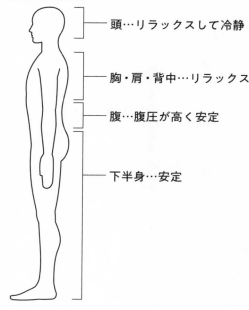

とにも不安をつのらせ、焦燥感《しょうそうかん》に苛《さいな》まれ、また、まわりの人たちに影響されて右往左往することにもなるのでしょう。

横隔膜ほぐしで腹圧を高め、おなかをやわらかく整えられれば、地球に対して垂直に自然体で立てるようになります。すると、上がりっぱなしだった氣が下がってきて上虚下実になれます。

こうして地に足のついた体で仕事やスポーツにとりくめば、目標を達成しやすくなり、いい結果が出やすくなります。成功しやすい体質におのずから変わるのです。

しかも、横隔膜は迷走神経を通じて脳幹とつながっています。脳幹は呼吸や血液の循環を調節するなど、生命維持装置ともいえる重要な部位であり、さらには、本能をつかさどり、直感やひらめきを生みだす創造の源ともされている部位なのです。

横隔膜をとおして脳幹が活性化すれば、直感力やひらめき力、創造力が高まる

はずです。

毎朝、横隔膜ほぐしをおこなって、地に足のついた体で1日を過ごすのと、地に足がつかずに、想いだけが強くて氣が上がって、浮き足立った状態で過ごすのと、どちらがいいでしょう。

直感やひらめきや創造力がさえざえとしている状態で1日を過ごすのと、それらが半分眠っている状態で過ごすのと、どちらがいいでしょう。

地に足のついた体で、そして、鋭い直感と豊かな創造性を働らかせて365日過ごせば、運命が、そして、人生が変わります。

横隔膜ほぐしは、感受性を高め、あなたの人生を変えるかもしれません。

第6章

病気に負けない強い体と心を手に入れる習慣

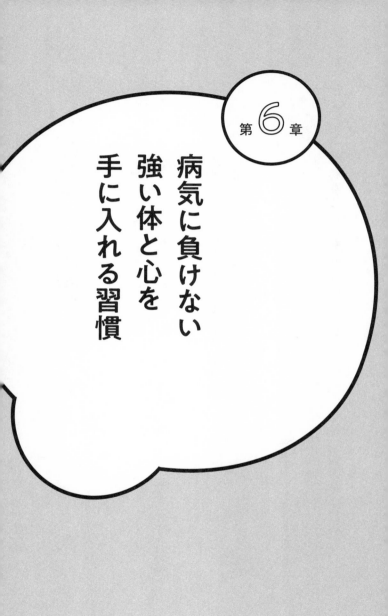

暴飲暴食が横隔膜を硬くする

横隔膜ほぐしで横隔膜が大きく上下に動くようになれば、呼吸が深くなり、腹圧が高まり、それによってさまざまな不定愁訴も腰痛や膝痛も予防や改善が期待できます。

しかも、横隔膜ほぐしは心にも効きます。自律神経の中枢である間脳の視床下部を活性化させたり、腸内環境を整えてセロトニンやドーパミンなどの産生を増やしたりすることで、精神を安定させるのです。

横隔膜ほぐしは病気を防ぎ、体と心の健康を保つ「万能選手」ともいえるものなのです。

とはいえ、横隔膜ほぐしを毎日、せっせと続けていても、食事をはじめとした生活習慣に問題があれば、せっかくのすぐれた効果も相殺されかねません。そこで、最終章では健康のための生活習慣について、ときに横隔膜ほぐしとからめつつ見ていきたいと思います。

横隔膜を硬くする原因はストレスと悪い姿勢、そして加齢でしたが、もう1つ加えるとしたら、暴飲暴食です。あなたもおそらく、おなかがパンパンになるまで食べた経験がおありでしょう。そのときは、おなかがいっぱいで苦しくて、深い呼吸などできなかったはずです。

それは、大量の食べものによって胃が膨れあがり、横隔膜が動きづらくなっているからです。また、アルコールを摂りすぎれば、横隔膜という筋肉の動きも、他の筋肉同様、鈍くなります。

食べすぎや飲みすぎ自体、胃腸への負担となり、胃腸の機能を低下させますし、横隔膜が動きづらくなることで、内臓へのマッサージ効果も低下して、このこともまた胃腸の機能低下をもたらしかねません。

つまり、暴飲暴食は胃腸そのものにダメージを与えるばかりか、横隔膜の動きを悪化させることでも、胃腸の機能低下を引きおこすのです。

胃腸の機能が低下すれば、腸内環境も悪化しますので、免疫力が低下して病気にかかりやすくなり、セロトニンの産生も減って不安や緊張、うつといった精神症状も発生しやすくなります。

腹八分を守り、お酒も飲みすぎないこと——。健康で長生きするためには、この2つを守ることが必須条件なのです。

そもそも現代人は食べすぎています。1日3食きっちり食べて、そのうえ、お酒を飲んだら、シメにラーメンをむさぼり、日中は「別腹」と称してケーキをペロリと平らげ、夜食でおにぎりをぱくつく……。1日3食どころか、4食も5食も食べている人たちがたくさんいるのです。

これでは、横隔膜の動きは悪くなるばかり。腸内環境は悪化の一途をたどり、免疫機能も下がりつづけますし、腹圧も低下するばかりです。

実は、私は1日3食でも多いと思っています。諸説ありますが、江戸時代までは、日本人のほとんどが午前10時と午後5時の2食だったようです。1日3食になったのは明治時代になって、欧米の食生活のスタイルが入ってきてからのようです。

1回食事をすると、食べたものを胃が消化するだけで約2〜3時間かかります。胃だけでこれだけ時間がかかるのです。小腸や大腸が栄養を吸収するにはもっと時間がかかります。このあいだ、体は内臓に血液を集めて、食事によって傷ついた胃腸などをせっせと修復もしています。

それはともかく、1日3回食べれば、消化・吸収・排泄・燃焼と、そして、内臓の修復に何時間もかかってしまいます。これでは体に大きな負担となりますし、ましてや5食も6食も食べれば、体が疲弊するのも当然でしょう。

吹き出物や口内炎ができるのは、食べる量や回数が多すぎて消化・吸収・排泄・燃焼が追いついていないためであり、吹き出物も口内炎も「これ以上食べないでくれ」という体からのサインなのです。

胃がもたれたり、逆流性食道炎や胃酸の逆流が起こるのは、多くの場合、食べすぎが大元の原因。1食抜いて横隔膜ほぐしをおこなえば早く回復します。消化管にも「休日」が必要なのです。

体にいいのは、自然から「命をいただく食べ方」

食べる量とともに何を食べるかもまた心身の健康にとって重要になります。細胞は食べたものからできています。何を食べるかによって、細胞の状態が決まり、そして、細胞が集まってできる内臓や筋肉や骨や血液、神経などの状態も、その人の心の状態も決まるのです。

まず、一番は「命あるもの」を食べること。

命あるものとは、玄米、肉や魚、野菜や果物、キノコ類などです。工場で栄養素を化学的に合成してつくった栄養補助食品の類には、生命のエネルギーは含まれていません。

そして、できれば住んでいるところに近い土地で採れたものを食べること。そのほうが、その人の体により適合性があると考えられます。これを「身土不二《じんどふじ》」といいます。

そして、旬のものを食べることです。生命力があり、出盛りの野菜や果物にはたっぷりと栄養が含まれて味もよく、値段も安いのですから、旬のものを買わない手はないでしょう。野菜でも果物でも、温室で育った季節はずれのものは栄養分が少なくて、味も薄くなります。

最近では、「農業の工業化」などという言葉を耳にすることも増えました。気温や湿度が管理された巨大な「工場」で水耕栽培などによって大量生産する農業もその1つといえるでしょう。

しかし、このような環境で大量生産された野菜や果物は当然ながら、大地のエネルギーを吸収することはありません。

私たちの体にとって恵みとなる食べものは、大地に根を張り、太陽の光をたっぷり浴びて育った野菜や果物なのです。

さらに、ご先祖さまが食べてこられたものに、私たちの体は長い年月をかけて適応してきました。水、塩、米、酒にプラスして、海の幸と山の幸を食するのが、日本人の食事の基本だと思います。中でも日本には古くから米の文化が根づいていますので、主食としては、日本人にはお米が一番適しているのです。

また、アルコールに関しても日本人の体質には日本酒がいいのです。お米からつくられた日本酒を呑むと、四方八方に氣が開くといわれています。

ですから、パン類や麵類、ビールやワインなども楽しみながらも、主食の中心はご飯にして、アルコールもメインは、米からつくった日本酒を呑むというスタイルが、私たちの体質にはベストマッチなのです。

また、調理をする際の煮炊きには、「火」を使いましょう。

電子レンジでチンすれば簡単かもしれません。

ＩＨなら炎が出ないからなんとなく安心だと感じている方も多いでしょう。けれど、電子レンジもＩＨも電磁波を発します。電磁波は数多くの調査から、小児の白血病や脳腫瘍などを引きおこす原因とする結果が示されているのです。

人類は太古の昔から火を使って煮炊きをしてきました。その火に、電子レンジのような健康被害がないことは、その長い歴史が物語っています。炎で焼き、蒸し、炒めるという昔ながらの方法で調理するのが、一番だと思います。

ただし、加熱調理だけでなく、刺身やサラダ、漬物といった「生食」もバランスよくとりいれることが大切です。体内で消化・吸収・排泄・燃焼に深く関与しているのがさまざまな酵素であり、これら酵素のほとんどが47度以上の熱によって壊れてしまいます。


レトルト食品も調理の手間が省けて、実に便利ですが、災害時など特別な場合をのぞいて、ふだんはなるべく口にしないにこしたことはありません。5000種類以上の食品添加物を許可している国は日本だけですし、ほとんどのレトルト食品にはたくさんの添加物が使われているのです。

私たちが自然から「命をいただく」食べものには、それが採れた土や川や海のエネルギーも含まれています。そういった食べものを加圧加熱殺菌処理したものが、レトルト食品です。この過程で自然のエネルギーはほぼ失われてしまいます。

また、電子レンジで調理すると、電磁波の影響で健康被害だけでなく、食品の栄養素も損なわれてしまいます。ここでもやはり、ガスの炎で煮炊きをするに限るといえるでしょう。

最後に、ビタミンCについてふれておきましょう。ストレスがかかると、副腎で多量のビタミンCが消費されますので、ストレスにさらされている方はビタミンCの補給がとくに重要になります。

ビタミンCはまた、横隔膜の強化につながる栄養素でもあります。柑橘《かんきつ》類などビタミンCを豊富に含んだ食品をたっぷりとることをおすすめします。

生きるために欠かせない「水・塩」の最適なとり方とは

料理などに欠かせない塩はどうでしょうか。

私は海水を蒸発させてつくった「自然海塩」を使うことをおすすめしています。

自然海塩にはナトリウム、カルシウム、カリウム、マグネシウムの主要ミネラルのほかにもセレンや亜鉛、ヨウ素といったさまざまな微量ミネラルがバランスよく含まれています。

生命が誕生したのは海でした。自然海塩におけるそれらのミネラルの組成は、ふるさとである海水と同じですし、母親のおなかの羊水とほぼ同じなのです。

塩は全身の水分を調節したり、細胞の新陳代謝を促したり、消化液の成分としても作用するなど、私たちの生命活動の源となっている食品です。このような塩の働きは、それに含まれる多種多様なミネラルがたがいに補いあい、コントロールしあうことではじめて可能なのです。

塩分は悪者にされています。とりすぎが高血圧の原因になるから、塩分摂取量を1日10グラム以下に抑えるようにといわれているのです。しかし、この場合の塩分とは、工場で化学的に精製され、つくりだされる「化学塩」のことです。化学塩の99・5%が塩化ナトリウム。他のミネラルはほとんど含まれていません。

化学塩は自然海塩とは似て非なるもの、まったくの別物なのです。このようなバランスを欠いた食品を大量にとりつづければ、ナトリウムばかりとることになり、体に悪影響をおよぼすことはいうまでもありません。

アメリカのロジャー・ウィリアムス博士は「生命の鎖」という概念の提唱者として知られる栄養学者です。

生命維持のためには47種類の必須栄養素をバランスよくとることが不可欠だとし、それらの栄養素が体の中でたがいに補いあい、協調しながら働いている様子を「生命の鎖」とよびました。

多くの種類のミネラルをバランスよく含んだ自然海塩は、この「生命の鎖」のミネラル版といえるでしょう。博士は「1つの栄養素が欠乏すると、他のすべての栄養素は働きません」ともいいます。99・5%が塩化ナトリウムで、他のミネラルをほとんど含まない化学塩は、栄養素として働きようがありません。

自然海塩なら、化学塩のように量を気にする必要はないと私は思っています。なぜなら、化学塩とは違い、ひどくしょっぱいので、それほど多くとれないからです。つまり、自然海塩ならとりすぎたくてもとりすぎることはできないのです。

ちなみに、ミネラルバランスがとれた自然海塩には、血圧を高めるどころか、安定させる作用があることもつけくわえておきましょう。
また、人間の体の半分以上が水からできていますので、こまめな水分補給は大切です。よく1日2リットルの水を飲むようにといわれます。

これには理由があって、尿や便、汗で1日に排出される水分量は約2・4〜2・8リットルなのに対して、入ってくる水分は食事に含まれる水分と、細胞のエネルギー代謝により発生する水分で、その合計が0・9〜1・3リットルです。

食事だけでは多くて1・9リットル不足する計算になり、そこで、1日2リットルの水を飲んで不足を補おうというわけです。

ただし、冷えのある人が冷たい水を1日2リットルも飲んだら、体がますます冷えて、免疫力が低下するなどの悪影響がでてしまいますので、かならず白湯《さゆ》か常温の水にしてください。

食事・入浴を変え、体の中からポカポカに

上虚下実、つまり、氣が下半身に集まり（下実）、上半身は虚（上虚）の状態では、心も体も安定し、全身がエネルギーに満ちて、静かな自信が体の内からわいてくるのを感じるでしょう。

この上虚下実を体温に置きかえると「頭寒足熱」になります。文字どおり、頭が冷たくて、足が温かい状態です。氣が下がっているから、頭はのぼせることなく冷静沈着でいられ、氣が集まっている下半身では末端の足先までポカポカしています。

そして、足が温かいと、体の深部もまた温かいのです。つまり、足の温度と体の深部の温度とは相関関係にあります。

第2章でもお話ししたように、健康を保つためには体温を上げることが重要です。あらゆる病気はなんらかの形で冷えが関係していますので、元気に長生きしたければ、冷えを克服することが重要なのです。こういわれると、自分の体の深部が温かいのか冷えているのかを知りたくなるでしょう。

足の温度と体の深部の温度とは相関関係にあるので、足が冷たい人は体内が冷えていますし、足がポカポカしている人は体内もポカポカして温度も高いことになります。

足が冷たくてソックスを履かないと眠れない方や、暖房のきいた部屋でも足にカイロを貼らなければならないといった方は、体の中も冷えていることはほぼ間違いありません。

足が冷たい人、つまり、体の中が冷えていると思われる人こそ、とくに横隔膜ほぐしを毎日続けていただきたいのです。

横隔膜ほぐしには体を温める高い効果があります。酸素の摂取量が増えて、細胞のミトコンドリアは酸素という「食事」を得て、さかんにエネルギーをつくるようになりますし、また、血液循環を高めることにもなるからです。

そして、冷えのある方は横隔膜ほぐしに加えて「クロスタッチ」（82ページ）と「ぶるぶる体操」（81ページ）をぜひおこなってください。

クロスタッチでは、くりかえしももを引きあげます。ももの細胞にはミトコンドリアがたくさんいますので、ももを動かすことでおびただしい数のミトコンドリアが動きだし、大量のエネルギーを産生して体を中から温めてくれるのです。

横隔膜ほぐしとクロスタッチ、ぶるぶる体操を毎日、３カ月間続けて、平熱が１度も上がった方がいます。１度上がれば、免疫力は30％アップするといわれています。

深部体温を上げるためには、食事も大切です。東洋医学では体を温める陽の食品と、体を冷やす陰の食品とに分けています。**一般的に、寒い土地で育つ野菜や**

果物は体を温め、暖かな南国産のものは体を冷やし、また、冬に地中で育つ根菜類の多くは体を温め、夏、地上で育つものは体を冷やすとされています。

具体的には、陽の食品としてはニンジン、ゴボウ、ジャガイモなど。陰の食品にはキュウリ、キャベツ、レタス、ナス、スイカなどです。

そして、体を温める習慣といえば、入浴です。

シャワーでは体の深部を温めることはできません。湯船に浸《つ》かることで徐々に体の芯まで温まっていき、それにつれて血管が開いて血流が高まり、ますます体が温まってきます。

このように入浴のお話をすると、湯の温度や浸かっている時間などについての質問をかならず受けます。しかし、個人差がありますし、そのときどきの環境や体調によっても違ってきますので、一概にはいえません。

それよりも自分自身の快、不快の感覚に鋭敏になり、その感覚にしたがって、湯の温度も、浸かる時間も決めるほうがいいでしょう。そのうえで、リラックスしたいときには、少しぬるめの湯にゆっくり浸かり、筋肉の疲れをとりたいのなら、熱めのお湯に入って、のぼせないように早めに切りあげればいいのです。

入浴は日本の禊《みそぎ》の文化からきている習慣だといわれています。体を清潔に保つこと以上の、数多くの効果が心にも体にもおよぼされます。足が冷えているな、と感じたら、そのたびにお風呂に入って温まるのもいいでしょう。足が温まれば、体の中も温まってきます。そして、体の中が温まれば、病気の侵入を阻止できる可能性が大いに高まるのです。

ウイルスや細菌は熱に弱いので、入浴して体温を上げれば弱るはずです。入浴は体の中のお掃除にもなります。1日1回の入浴で体内の細菌やウイルスもお掃除して、体の中からすっきり、さっぱり、さわやかに過ごしましょう。

おわりに

最後まで読んでいただき、ありがとうございました。「今日から横隔膜ほぐしを始めるぞ！」などと思っていただけたら、うれしい限りです。

横隔膜ほぐしはセルフケアのためのエクササイズでした。最後に、セルフケアの大切さについてお話ししておきましょう。

たとえば、歯磨き——。歯の健康には毎日の歯磨きというセルフケアがもっとも大切です。きちんと歯磨きをしていれば、虫歯になることもまずありません。でも、もし虫歯になったら、歯医者さんに治療してもらわなければなりませんね。

そして、治療が終わったら、そこから先は患者さん自身が毎日、歯磨きというセルフケアを続けることが、虫歯予防の決め手となります。

このことは、健康一般においてもいえます。つまり、医療機関に頼る「他律」もときとして必要になりますが、自分の身は自分で守るという「自律」の気概と心意気のもと、日々、セルフケアをおこなうことこそが健康を維持するための基本です。そして、そのためのすぐれたセルフケアが横隔膜ほぐしなのです。

おなかに手を置き、腹式呼吸をするだけの横隔膜ほぐしなら、座っても、寝てもできますし、車椅子の方にも寝たきりの方にも、100歳の方にも可能です。

横隔膜ほぐしの効果を一番実感できるのが、「息切れの度合い」でしょう。駅などの階段を10段も上がると息切れしていた方でも、横隔膜ほぐしを続けているうちに、ある日、気がついたら30段もの長い階段をスタスタ上がっていた……。そんなことが患者さんのあいだでもごくふつうに起きています。

さらに、膝や腰や股関節に痛みのある方でも、横隔膜ほぐしを続ければ、7、8割もの方たちにおいて痛みが改善され、歩くのが苦ではなくなるでしょう。

逆にいえば、このことは、横隔膜ほぐしでは痛みがとれない方が2、3割はいるということを示してもいます。もし横隔膜ほぐしを半年続けても効果が得られないようなら、体の歪みがセルフケアでは整えられないレベルなのでしょう。その場合は、まずは専門家に歪みを整えてもらってから、横隔膜ほぐしをおこなうとよいでしょう。

宣伝めいて少々心苦しいのですが、改善がみられない方や、あるいは、体に痛みがあって横隔膜ほぐしがおこなえない方は、京谷達矢の個人セッションを受けていただくか、「横隔膜ほぐしプレミアムセミナー」を受講されることをおすすめします（詳細は https://kyotani.co.jp/oukaku/）。

横隔膜ほぐしはさまざまな場面で使えます。たとえば、入院中や病気療養中の方にはとくにおすすめ。体の中で最初に修復されるのが内臓で、内臓が元気な状態にあるほど患部の治りが早くなります。ベッドでも横隔膜ほぐしをして、内臓の「氣」の流れを活性化させましょう。

また、カッとしたり、イラついたり、なんとなく不安なときなどにも横隔膜ほぐしをすれば、副交感神経が優位になり、リラックスしてくるはずです。プレゼンの前に気持ちを落ちつかせたいときも、横隔膜ほぐしはうってつけ。

最近、企業のトップを悩ませている問題に、「プレゼンティズム」があります。「出勤していながらも体調やメンタルの不調により、従業員のパフォーマンスが低下している状態」がプレゼンティズム。ケアレスミスの増加や、作業効率、判断力、集中力が落ちるため、生産性の低下をまねく要因となっています。

横隔膜ほぐしは、このような「病気未満」の体調不良はお手のもの。出社できる程度の体調不良者への対策の、強力なツールとなりえるでしょう。

このように万病に効く横隔膜ほぐしを、頼りがいのある一生の「相棒」にしていただけたら幸いです。

最後までお読みいただきありがとうございました。

みなさまの健康とご多幸をお祈り申しあげます。感謝。

2020年6月吉日　京谷達矢

参考文献

『「腸にいいこと」だけをやりなさい！』藤田紘一郎／著（毎日新聞出版）
『脳はバカ、腸はかしこい』藤田紘一郎／著（三五館）
『水をたくさん飲めば、ボケは寄りつかない』竹内孝仁／著（講談社）
『腸は考える』藤田恒夫／著（岩波書店）
『構造医学―自然治癒のカギは重力にある！』吉田勧持／著（産学社エンタプライズ）
『ホリスティック健康学・ホリスティック栄養学入門―〝21世紀の新・ベジタリアン生活〟のすすめ』小池里予、小池英／著（ホリスティック栄養学研究所）
『「体を温める」と病気は必ず治る―クスリをいっさい使わない最善の内臓強化法』石原結實／著（三笠書房）
『「塩」をしっかり摂れば、病気は治る―病気の因を断つクスリ不要の治療法』石原結實／著（経済界）

青春新書
PLAYBOOKS

人生を自由自在に活動《プレイ》する

人生の活動源として

いま要求される新しい気運は、最も現実的な生々しい時代に吐息する大衆の活力と活動源である。

文明はすべてを合理化し、自主的精神はますます衰退に瀕し、自由は奪われようとしている今日、プレイブックスに課せられた役割と必要は広く新鮮な願いとなろう。

いわゆる知識人にもとめる書物は数多く窺うまでもない。

本刊行は、在来の観念類型を打破し、謂わば現代生活の機能に即する潤滑油として、逞しい生命を吹込もうとするものである。

われわれの現状は、埃りと騒音に紛れ、雑踏に苛まれ、あくせく追われる仕事に、日々の不安は健全な精神生活を妨げる圧迫感となり、まさに現実はストレス症状を呈している。

プレイブックスは、それらすべてのうっ積を吹きとばし、自由闊達な活動力を培養し、勇気と自信を生みだす最も楽しいシリーズたらんことを、われわれは鋭意貫かんとするものである。

―創始者のことば―　小澤和一

著者紹介
京谷達矢〈きょうたに　たつや〉
一般社団法人楽健道協会の代表理事。治療家。アプライド・キネシオロジー（応用運動機能治療学）などの技術をもとに試行錯誤を重ね、「楽健術」という独自の治療法を開発。骨や筋肉を本来あるべき姿に整え、自然治癒力を最大限に引き出すための施術・指導を行っている。この20年間で延べ6万人もの患者の施術にあたってきた。

◆一般社団法人楽健道協会◆
神奈川県鎌倉市雪ノ下1丁目3-27　C-1
【TEL】0467-53-8175
【FAX】0467-53-8176
https://rakukendou.com/

〝隠《かく》れ酸欠《さんけつ》〟から体《からだ》を守《まも》る
横隔膜《おうかくまく》ほぐし

青春新書 PLAYBOOKS

2020年７月25日　第１刷

著　者　京《きょう》谷《たに》達《たつ》矢《や》

発行者　小澤源太郎

責任編集　株式会社プライム涌光
電話　編集部　03(3203)2850

発行所　東京都新宿区若松町12番1号　〒162-0056　株式会社青春出版社
電話　営業部　03(3207)1916　振替番号　00190-7-98602

印刷・図書印刷　製本・フォーネット社

ISBN978-4-413-21167-3